精神医学エッセンス
第2版補正版

Les grands Principes de la Psychiatrie
2ème édition revue et augmentée

濱田秀伯 著
Hidemichi Hamada

弘文堂

第2版補正版　序

　精神医学の全体像をバランスよく簡明に一望できる小さな入門書を書くことは，教育にたずさわる精神科医の誰もが抱く夢である。

　本書の初版は2005年7月に出版された。当時，私は所属する慶應義塾大学医学部と大学病院で医学生に系統講義をおこない，若手の医師たちに臨床を指導する一方，同大学文学部をはじめ早稲田大学の人間科学部，文学部，大学院に出向し，文科系学生に向けて精神医学関連の講義をしていた。本書はその時の講義ノートをもとに作られたものである。

　出席も自由な選択科目であったが，思いのほか多くの学生諸君が集まり，単位を取得した後も毎年教室に姿をみせる者，私の主宰する精神病理研究会を訪れる者，さらに遠方の他県や他大学からの参入，海外留学，医学部に転向する者まで現れ，これらの人たちとは今も交流が続いている。講義の最後5分間は，文学，詩歌，絵画，音楽，演劇，映画，料理など私の個人的な趣味を自由に語ることにしていたが，それを目的に聴講に来る学生もあり，一部は本書の註，年表に載せてある。

　本書は精神医学を専門にしない学生を対象に書かれたので，いくつかの人文系大学の教科書に採用された。一方，本職の精神医学研修医や専修医たちのあいだでも知識の整理に活用されているらしい。何ごとにも時を経て伝統が形成されるためには，変えてはならないことと，変えなければならないことがある。このたびの補正版にあたり，初版から一貫する意図は変えず，新しい分類や用語を現況に合わせて取り入れることにした。

　本書がさまざまな教育の現場で，人の導きと救いの助けになれば嬉しく思う。

2020年7月

濱田　秀伯

『精神医学エッセンス』第2版補正版　目　　次

カバー画　蝦名協子「季の彩 II」（2002）
（国画会会員）

I. 序　章

勇気とは「それにもかかわらず」自分自身を肯定することである
[パウル・ティリッヒ][1]

1. 精神医学とは

精神医学 psychiatry は，病理法をもちいて人間の精神現象と
その病態をとりあつかう医学の一分野である[2]。**病理法**とは，
健康時には気づかず病気になって初めてわかること，病的現象
を介して正常とは何かを推しはかることである。主に精神障害
の原因，診断，治療，予防を研究するが，今日では脳や体の病
気はもとより，自然科学，心理学，社会，経済，哲学，文化な
どと関連して範囲が著しく拡大している。

精神医学では病気の定義や範囲があいまいである。個人が精
神活動をおこなう上で何かしら困難があり，診察して一定の症
状や行動異常が認められる場合に**精神障害** mental disorder と
呼んでいる。そのうち医学的な治療対象となるものを**精神疾患**
mental illness，ある重症度をもつものを**精神病** psychosis とい
う。WHO ではもろもろの精神的能力が欠落することを機能障
害 impairment，正常範囲内で低下すると能力低下 disability，
社会のなかで役割がはたせないと社会的不利 handicap と区別
している。

精神障害の頻度は一般成人人口のおよそ 9 〜17%（12か月間

1）**ティリッヒ** Tillich,
P（1886-1965）はド イ
ツのプロテスタント神学
者。アメリカに移住しユ
ニオン神学大，ハーヴァ
ード大，シカゴ大教授。
『文化と宗教』(1962)。

2）精神医学の語は1808
年ドイツの内科医，解剖
学者ライルが初めて用い
た。精神病という語は
1845年ウィーンのフォイ
ヒテルスレーベンがつく
った。

の有病率）とみられている。多いものは不安，うつ，アルコール症などである。生涯有病率は18〜36％で，3〜5人にひとりは人生のどこかで何かしらの精神障害になる。

精神医学者，精神科医 psychiatrist の数は世界でおよそ十数万人といわれている。本当のところがわからないのは，試験で専門医を選抜する国から，他科とかけもちで自己申告だけでよい国まで，制度がさまざまに違うからである。経済発展と密接に関連し，人口100万人あたりの精神科医数は先進工業国ほど多い。アメリカの130〜140人を筆頭に，イギリス，フランス，わが国などは70〜110人であるが，中国，タイ，インド，アフリカ諸国は10人以下にすぎず著しい格差がある[1]。

発展途上国では飲料水の確保，寄生虫や感染対策，乳児死亡率の改善など，さしせまった優先課題があり，精神障害に目が向けられるには公衆衛生や身体医学が充分ゆきわたり，国民医療水準全般の向上を待たねばならない。一方，精神障害者が妊娠，体の病気，危機的な環境変化などにあうと，もとからある精神症状は目立ちにくくなる。精神医学や精神障害がおもてむきは重要といわれながら，他科の医師から余剰医学，世間からなまけ病，ぜいたく病とみなされがちなのには，こうした背景がある[2]。

精神医学はあつかう領域に応じて生物学的精神医学，心理学的精神医学，精神病理学，力動精神医学，小児（児童）精神医学，老年精神医学，心身医学，病院精神医学，司法（犯罪）精神医学，社会精神医学，家族精神医学，学校精神医学，産業精神医学，文化精神医学，宗教精神医学，嗜癖精神医学，精神保健，精神薬理学，病跡学などに分かれる。

2. 脳のしくみ

神経系 nervous system とは，内分泌系，免疫系などと同じく

1）100人程度が適正といわれている。

2）「狂気は個人にあっては稀である。しかし集団，党派，民族，時代にあっては通例である」『善悪の彼岸』［ニーチェ］。

すべての器官にいきわたり，たえず変化する内外の環境に対応して体全体を調節するシステムである。部位により中枢神経系と末梢神経系に分けられ，機能から体の運動と感覚をつかさどる**体性神経**（動物神経）系と，内臓の動きを自動制御する**自律神経**（植物神経）系が区別される。

　中枢神経系には脳と脊髄がある。脳は中枢神経のうち頭蓋骨に入っている部分をさし，大脳，間脳（視床），視床下部），脳幹（中脳，橋，延髄），小脳からなる。中枢神経系と器官をつなぐ末梢神経系には，脳から出る12対の脳神経と，脊髄から出る31対の脊髄神経がある。環境変化を感覚器で感知し，求心性の神経線維を介して上位に伝え，中枢で情報を処理し，応答を遠心性の神経線維を介して下位に伝え，これをうけて器官が反応をおこす。すなわち脳を頂点とする神経系は，本質的に反射装置である[1]。

1）脳の外観

　新生児の脳は400グラム，10歳ころまで急に大きくなり，20歳ころに1300〜1500グラムになって完成する。成人の脳重量は体重の2〜3％にすぎないが，酸素消費量は全身のおよそ1/4を占める。老年になると少しずつ萎縮して軽くなる[2]。

　頭蓋骨に入っている脳は，さらに3枚の膜（硬膜，クモ膜，軟膜）につつまれて保護されている。これらの間に出血がおこりやすく，頭部外傷時の硬膜下血腫，脳血管の動脈瘤破裂によるクモ膜下出血などである。

　脳内には**脳室**と呼ばれる空間があり，液体（髄液）が満たしている。脳室は大脳にある左右の側脳室から，正中部の第3脳室，細い中脳水道をへて第4脳室，さらに脊髄中心管へと続く。第3脳室の周囲は間脳，中脳水道は中脳にあり，第4脳室は橋，延髄，小脳にかこまれている。**髄液**は血液からつくられる無色透明の液体で，総量およそ130ml，クモ膜下腔と脳室を循環し，脳を浮遊させて衝撃から保護するとともに，組織に栄養をはこぶ。

1）「脳は一種の中央電話局であり，その役割は通信を伝えたり，それを待たせたりすることである」『物質と記憶』［ベルクソン］。

2）「老年はわれわれの顔よりもこころに，多くの皺を刻む」［モンテーニュ］。

　　脳血流量は全身のおよそ15％あり，脳へ血液を供給する動脈
は，左右の内頸動脈と椎骨動脈である。内頸動脈は頭蓋内に入
り脳底で前大脳動脈と中大脳動脈に分かれる。前者は主に前頭
葉を，後者は頭頂葉，側頭葉，大脳基底核を灌流している。椎
骨動脈は脳幹腹側を上行しながら左右が集まり，1本の脳底動
脈になり，さらに上行して左右の後大脳動脈に分かれる。椎
骨・脳底動脈から枝分かれする小動脈が小脳，脳幹に血液をお
くり，後大脳動脈は後頭葉，間脳を灌流する。

2）脳の機能

　　大脳は，左右一対の大脳半球に分かれ，両半球はそれぞれ別
の機能を営んでいる。左半球は言語による象徴，分析，継時的
な機能にかかわり，右半球は言語によらない空間，全体，同時
的な機能を担っているらしい[1]。占める位置から前頭葉，頭頂
葉，後頭葉，側頭葉に区分する（図1）。もっとも広いのは前
頭葉でおよそ40％である。脳の後方は空間的，選択的な機能を，
前方は時間的，結合的な機能をもつとされる。角田忠信による
と，日本人は母音，子音，虫の音，動物の鳴き声をともに左半
球で聞くのに対し，西欧人は子音を左，母音を右で聞き分け，
虫や動物の声は雑音として右半球で処理するので，風流の感じ
かたにちがいがあるという。耳の機能に左右差があるとのみか
たもある。

　　左右の半球をつないでいる線維（脳梁）を切ってみると，大
脳の内側面が見える（図2）。脳梁のまわりは脳の古い部分で
大脳辺縁系と呼ばれている。海馬，扁桃体，乳頭体，間脳の一
部からなり，1939年クリューヴァーとビュシーの実験的研究に
より，怒り，恐怖，攻撃性，記憶，食・性行動とのかかわりが
明らかにされた（p.94）。

　　大脳を水平に切ると，薄い表層は灰色，内部は白色に見える。
灰色の部分には神経細胞が密集しており灰白質あるいは皮質と
いう。大脳の表面を覆う皮質は厚さ2〜3mm，表面積2200
cm²，発生学的に新しくヒトでよく発達しているので新皮質と

1）脳死は大脳と脳幹の
機能が非可逆的に失われ
た状態。植物状態では血
圧・呼吸・消化の生命維
持機能は保たれている。

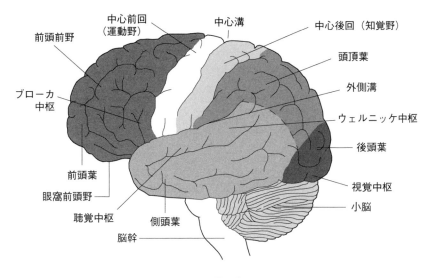

図1　脳の表面

A. シェフラー・S. シュミット（三木明徳・井上貴央監訳）『からだの構造と機能』
（西村書店，1998 年）の図を参考に作図（一部改変。以下本章の図2〜5も同様）

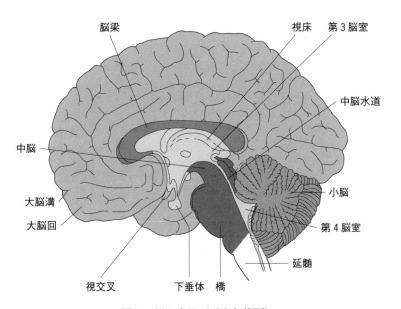

図2　脳の内面（正中矢状断）

1）失外套症候群は1940年クレッチマーが記載した大脳皮質と白質の広範な損傷による無言無動状態。

2）**ブロードマン** Brodmann, K（1868-1918）はドイツの神経解剖医。ベルリンの神経生物学研究所につとめた。『大脳皮質の局在論』（1909）。

3）「眼が存在するのは光のおかげである。眼は光にもとづいて光のために形成される。それは内なる光が外なる光に向かって現れ出るためである」『色彩論』［ゲーテ］。

4）**ペンフィールド** Penfield, W（1891-1976）はアメリカ出身の脳外科医。モントリオール研究所長。『てんかんと人脳の機能解剖』（1954）。

呼ばれる。白色の部分は白質あるいは髄質といい神経線維の束である。皮質と白質は脳の新しい部分で、あわせて外套という[1]。

ブロードマン[2]は新皮質を52の領域に分け、番号をつけて脳地図をつくった。前頭葉の縦長の運動野（4野）からは遠心性の神経線維が出て、錐体路をつくり、運動性の脳神経核や脊髄に至る。並行した頭頂葉の感覚野（3，1，2野）は、求心性の神経線維を受ける。これらは体の部位と対応しているが、手、唇など繊細な動き、鋭敏な感覚をもつ領域ほど面積が広くなっている。

光の情報は網膜で感知され、外側膝状体を経由して後頭葉の視覚中枢（17野）に送られる[3]。音の情報は内耳神経で感知され、脳幹を上行して内側膝状体に達し、側頭葉の聴覚中枢（41野）に伝えられる。これらの中枢が損傷すると、目や耳は健全でも、ものが見えず音が聞こえなくなる。

大脳の運動、感覚野を除いた領域は連合野と呼ばれている。連合野は、情報を統合して意味を与え、判断や創造的な思考をおこなう機能にかかわり、ヒトでよく発達している。視覚中枢や聴覚中枢に集められた情報は、周囲の連合野で過去の情報と比べて処理され、見たもの聞いたものの意味がわかる。

左半球の前頭葉下部（44野）に、言葉を話す運動性言語中枢（ブローカ中枢）がある。左半球の側頭葉後上部（41，42野）には、言葉の意味を理解する感覚性言語中枢（ウェルニッケ中枢）がある。頭頂葉の連合野（7，39，40野）は、視覚、聴覚をはじめ味覚、嗅覚、触覚などさまざまな感覚情報を集め、総合的な処理、認識をおこなっているらしい。体験や学習の積み重ねで発達する。

側頭葉は情動、記憶とかかわりが深い。海馬－脳弓－乳頭体－視床－帯状回－海馬の閉鎖回路はペイペツの回路と呼ばれ、切断されると健忘症候群（p.92）がおこる。ペンフィールド[4]は、てんかん患者の側頭葉皮質を電気刺激して過去の記憶がよみがえることをしめした。情報は海馬で記銘され、皮質に蓄え

られるらしい。

　前頭葉運動野の前にある運動連合野（6野）は，筋肉の運動を統合して一連の動作（ものをつかむ，字を書く）にまとめている。体がおぼえている手続き記憶（p.79）にかかわるとされる。より前方の前頭前野（8，9，46野）は，創造的な活動，意欲，注意，情操，遂行機能（p.83），作動記憶（p.78），人格の中核にかかわる。ロボトミーではここの障害がおこる。

　大脳を垂直に切ると（図3），白質のなかに島のように灰白質の塊が見える。大脳基底核（線状体，淡蒼球など）である。大脳基底核から脊髄に錐体外路と呼ばれる神経線維が通っている。錐体外路は脳幹，小脳などと連絡し，おもに姿勢の安定，筋肉の緊張，運動の開始と停止，顔の表情など不随意な運動にかかわる。大脳基底核と錐体外路の損傷でパーキンソン病，ハンチントン舞踏病[1]，進行性核上性麻痺などがおこり，手のふるえ（振戦），アテトーゼなどの不随意運動，皮質下認知症（p.

1）**ハンチントン** Huntington, G（1850-1916）はアメリカの神経病医。祖父と父が開業するイーストハンプトンの診療所で遺伝性の舞踏病を観察し1909年ニューヨーク神経学会で報告。

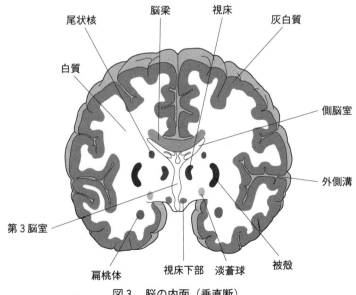

図3　脳の内面（垂直断）

97）がみられる。

第3脳室のまわりに視床，第3脳室底に視床下部が見える。**視床**は知覚刺激を統合し，皮質に中継する役割をはたす。この部位が損傷すると視床症候群（運動麻痺，運動失調，感覚障害，自発痛など）がおこる。**視床下部**は生命を維持する生理機能の中枢で，内分泌腺（甲状腺，副腎，性腺など）から出るホルモンのバランスをとり，自律神経をコントロールして心拍，呼吸，体温，瞳孔，発汗などを調節し，食欲，睡眠，水・電解質の代謝にかかわっている。

大脳と脊髄の間にある細長い**脳幹**には，脳神経核（9対の脳神経が出る），皮質から下行する運動線維（錐体路，錐体外路），上行する感覚線維，網様体，自律神経中枢が密集している。脳幹の病気でこれらの症状がかさなる交代性麻痺がいくつもおこり，その組み合わせをみつけた人の名（クロード症候群，ベネディクト症候群など）がついている。網様体は意識にかかわり，ここと視床，前頭葉を結ぶ経路の損傷で，醒めているようでも自発語や運動をおこさない特殊な意識状態（無動無言症 akinetic mutism）になる。

中脳には対光反射や目を動かす脳神経の核がある。1917年エコノモ[1]が報告した脳炎では傾眠，昏迷，目の運動障害，不随意運動がおこる。1922年レルミット[2]が記載した中脳幻覚症は，人や動物の幻視が見え睡眠リズムが乱れる。これらは中脳に病変がある。

橋には顔の運動と知覚，聴覚に関連する脳神経の核がある。**延髄**には飲み込みや舌を動かす脳神経の核があり，呼吸，循環，消化を調節する中枢もある。橋が損傷すると発語と運動ができない閉じ込め症候群[3]がおこる。

小脳は脳幹と連絡をとりながら，全身の知覚と筋肉の緊張を調整し，体の位置，平衡，手足の繊細な動き，発声の協調運動などにかかわる。哺乳類，鳥類など動きの敏捷な生物では小脳がよく発達している。小脳の病気（脊髄小脳変性症，血管障害，腫瘍など）で，鼻声（構音障害）になり，ふらついてバランス

1）**エコノモ** von Economo, C（1876-1931）はマケドニアの名門出身，ルーマニア生まれの医師。ウィーン大教授。『嗜眠性脳炎，後遺症と治療』（1929）。

2）**レルミット** Lhermitte, J（1877-1959）はフランスの神経病医。サルペトリエール病院医長。『幻覚』（1951）。

3）**閉じ込め症候群** locked in syndrome に意識障害はなく，目の動きで意志を伝えられる。

がとれず（平衡障害），動作が目標をこえていきすぎてしまう（運動失調）。

3）脳の内景

大脳皮質を薄く切り染色して顕微鏡で見ると，大小さまざまな細胞が6層をなしている。第5，6層は運動の発現，第4層は感覚の形成にかかわり，第1～3層はこれらを統合しているらしい。ゴルジ[1]らによる染色法の開発がこの発見を可能にし，フォクト夫妻[2]，エコノモらが細胞構築を明らかにした。細胞には高度に分化した神経細胞とグリア細胞がある。

1つの**神経細胞**は，細胞体とそこから伸びる1本の長い突起（軸索）と数本の突起（樹状突起）からなり，これらをまとめて**ニューロン** neuron と呼ぶ（図4）。ニューロンは情報の処理をおこなう脳のもっとも重要な構成要素でカハール[3]が確立した。その数はおよそ140億と推定されるが，もっと多いともいわれる[4]。すべてが使われているわけではなく，20歳をすぎると1日10万個ずつ失われる。1928年カハールは哺乳類の中枢神経系は発育終了後に分裂増殖，再生しないと述べ，長いあいだ定説になっていたが，1990年代にヒト成人脳には神経幹細胞があり，海馬などでニューロンとグリアに分化して**神経新生** neurogenesis がおこることがわかった。幹細胞を損傷部位に移植し機能回復をはかる再生医療がすすめられている。

細胞体内には核と核小体，ミトコンドリア（細胞の呼吸），ゴルジ体（糖の合成加工），ライソソーム（高分子を低分子に分解），小胞体（蛋白質の合成）などの装置がある。また細胞内の物質移動にかかわるらしい原線維構造物（神経細管，神経細糸，微細線維）があり，老年認知症になると変性をおこす。こうした構造は染色法の改良，顕微鏡，電子顕微鏡の発達で細かいところまでわかるようになった。

ニューロン[5]は情報を電気信号のかたちで受けとり，加工して次に伝える特殊な機能をもっている。通常細胞膜の外はNaイオンが多く電気的にプラス，内はKイオンが多くマイナスに

1）**ゴルジ** Golgi, C (1843-1926) はイタリアの神経組織医。パヴィア大教授。鍍銀法を開発し網状説をとなえた。『中枢神経系の微細解剖学的研究』(1885-86)。

2）**フォクト**夫 Vogt, O (1870-1959) はドイツ，妻 Vogt, C (1875-1962) はフランスの神経解剖医。ベルリンブーフのカイザー・ウィルヘルム研究所を主宰。『正常と病的条件下の形態像』(1942)。

3）**カハール** Ramón y Cajal, S (1852-1934) はスペインの解剖医。マドリッド大教授。ニューロンの接合説をとなえた。『人および脊椎動物の神経系組織学』(1904)。

4）10^{11} (1000億)

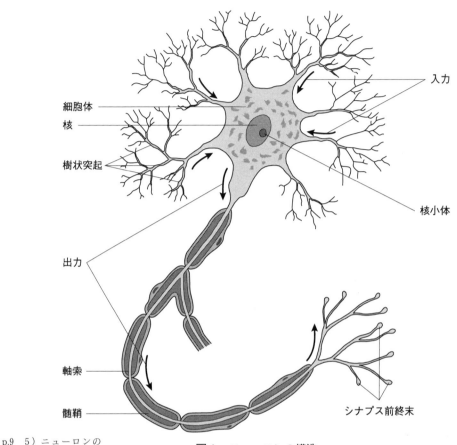

細胞体

核

樹状突起

出力

軸索

髄鞘

入力

核小体

シナプス前終末

図4　ニューロンの構造

p.9　5）ニューロンの語はドイツの解剖学者ワルダイエルが用いた。「神経系は解剖学的にも発生学的にも相互に関連のない多数の神経単位（ニューロン）により構成されている」『中枢神経系の解剖学領域における2，3の新研究について』（1891）。

1）シナプスの語は1900年イギリスの生理学者シェリントンがギリシャ語の接合から導入。

なっていて，電位差はおよそ70mVある。興奮がおこるとNa-Kイオンが内外を行き来して，膜電位は一時的にマイナスからプラスに逆転し信号（インパルス）を発生する。

　軸索の先端はほかのニューロンの樹状突起や細胞体（あるいは筋細胞）につながっている。この接合部を**シナプス** synapse[1]といい，200〜300Åのわずかなすき間（シナプス間隙）があいている。インパルスは軸索の終末にあるシナプス小胞から化学物質（**神経伝達物質** neurotransmitter）を放出させ，この物質

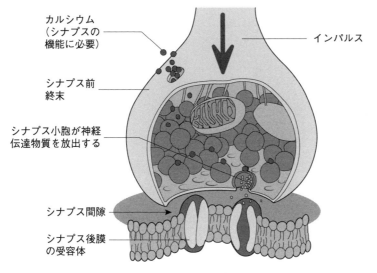

図5　シナプスの構造

がシナプス間隙をすばやくわたり，シナプス後膜の**受容体** recepter に達して次のニューロンを興奮させる[1]。こうして情報は，細胞内は電気的に，細胞間は化学的に伝えられる（図5）。シナプス間隙に出た神経伝達物質は，酵素で分解あるいはポンプでとり除かれる。このはたらきで細胞間の情報伝達は終了し，細胞内外の環境が安定する。

　1つのニューロンは何千ものシナプスをもち，突起がからみあって複雑なネットワークをつくっている。シナプスは，よく使うほど発達し，あまり使われないと退化するらしい。神経伝達物質はアセチルコリン，ドパミン，セロトニン，ノルアドレナリン，グルタミン酸，ガンマアミノ酪酸（GABA），エンドルフィンなど多数が知られており，その増減がさまざまな精神障害に関連する。神経伝達物質の輸送にかかわる膜蛋白質をトランスポーター（転送体）transporter といい，各物質に固有のトランスポーターがある。

　グリア細胞は，ニューロンをささえ栄養する支持組織で，アストロサイト，オリゴデンドロサイト，ミクログリアの3種が

1）「ちる花はかずかぎりなしことごとく光をひきて谷にゆくかも」［上田三四二］。

ある。アストロサイトは傷ついた神経組織を修復し，血液から
の物質輸送にかかわる。ここに**血液脳関門**というバリアーがあ
り，脳に好ましくない薬物，中毒物質，細菌などが侵入するの
を防いでいる。ミクログリアはこわれた組織をとり込んで清掃
する。グリア細胞には辻山義光[1]の鍍銀染色法が知られている。
　神経線維は脂質と蛋白からなるミエリンの層（髄鞘）に覆わ
れている。髄鞘があると電気的に絶縁されインパルスの伝導速
度は速く（秒速120m）なる。オリゴデンドロサイトはミエリン
の形成と代謝にかかわる。多発性硬化症などの脱髄疾患では髄
鞘が破壊され，インパルスがうまく伝わらなくなり，運動・感
覚障害がおこる。

3.　こころのしくみ

　こころは，脳の働きがつくり，しかも脳を超える現象である。
自然科学では生命，哲学では生，宗教ではいのち，精神医学で
は意識，人格，自我などとかかわりをもっている。こころは目
に見えず，かたちはなくても存在する，ものではないことがら
であるから，そのしくみを考えようとすると，どうしても思弁
的にならざるをえない[2]。

1）こころのモデル

　フロイト[3]はこころが活動するために，**無意識，前意識，意
識**という３つの装置（第一局所論）を考えた。無意識には思い
出すとつらい心的内容，情動と結びついたコンプレクス（p.
59）が抑えこまれて（抑圧）おり，これに抵抗して意識に出よ
うとする動きがある。前意識とは知識や記憶のように，いつで
も意識に入ることができる心的内容のことである。
　彼は晩年になって，意識・無意識の対立モデルを修正し，**超
自我，自我，エス（イド）**という新しいこころのモデル（第二

1）**辻山義光**つじやまよし
みつ（1900-80）は長崎
出身の精神科医，神経病
理学者。慶應大講師。
『神経グリア―その全体
像への接近』（1977）。

2）「（他の者たちは図書
館と呼んでいるが）宇宙
は，真ん中に大きな換気
孔があり，きわめて低い
手すりで囲まれた，不定
数の，おそらく無限数の
六角形の回廊で成り立っ
ている」『バベルの図書
館』［ボルヘス］。

3）**フロイト** Freud, S
（1856-1939）はモラビア
出身の医師。1896年ウィ
ーンで開業。『夢の解釈』
（1900）。

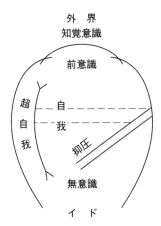

外　界
知覚意識

前意識

超自我　自我　抑圧　無意識

イ　ド

図6　フロイト（1933）によるパーソナリティの構造
西園昌久『精神分析を語る』（岩崎学術出版社，1985年より）

局所論）（図6）をつくりあげた。エスはリビド（本能エネルギー）（p.71）の貯蔵庫であり，ほぼ無意識にかさなるが，超自我と自我の一部も無意識に属している。生後まもなくは，こころのほとんどをエスが占めているが，外の世界と接触することで，これらを調整する自我が成長してくる。超自我は自我を検閲する役割をはたしている。おもにエディプス　コンプレクスに由来する無意識内の禁止や懲罰などをさす，良心，理想など意識的なものも含まれる。

　リビドは脱性化（性的満足がほかの目標に変更）され，快楽をもとめ不快をさける快原理（快楽原則）にしたがって放散される。自我はこうしたエスの欲求，超自我の禁止，外界の要請を調整し，たがいの緊張をゆるめるように現実にそくした働きをする（現実原理，現実原則）。この対応を誤ると不快がおこり，その信号が不安（p.70）をひきおこす。こうした不安をさけるために，自我は抑圧などの防衛機制（p.60）をはたらかせるとされる。

　ジャネ[1]は人格を，低級な機能が心理緊張により統合されたものと考えた。これを維持する心理力，こころのエネルギーを想定し，エネルギーが消耗する神経症では現実への適応がうし

1）ジャネ Jenet, P
(1859-1947) はフランスの医師，心理哲学者。高校の哲学教師からコレージュ　ド　フランス教授。『神経症』(1909)。

なわれ，より低級な心的活動が統制のとれない心理自動症（p. 60）あるいは派生現象のかたちで現れるとした。不随意運動，チック，夢想，強迫観念などがこれにあたる。

彼は人間の行動が系統発生的に，原始・反射的なものから，しだいに複雑で能率的なものへ発達をとげたと考え，反射，知覚，社会，知性，断定，反省，理性，実験，前進の9段階の傾向を区別した。人間は知性の段階から動物をはなれ，信念の段階で言語が重要になり，反省の段階で議論と推論が可能になる。反省を実行に結びつける意味のある仕事は理性と実験の段階であらわれ，最後の前進の段階において必然性は可能性となり，独創，発見，道徳，自由が得られるとする[1]。

ジャネもフロイトとおなじく，こころのしくみを上下の階層的に考え，エネルギーを想定していることがわかる。現実にそくした高い行動をおこすには，エネルギーを動員して心理緊張を高めなければならない。これを無制限におこなうと破綻してしまうので，努力と疲労が調節機能をはたしているという。

2）こころの形成

フロイトのリビド発達に応じたこころ（パーソナリティ）の発達段階がよく知られている。生まれる前からこころがあるかどうかはわからないが，妊娠中の母親の情緒，出産時の心的外傷体験を重視する学者もいる。

生後1年は**口唇（口愛）期** oral phase と呼ばれる。母子関係をもとに基本的な信頼が築かれる時期とされ，ボウルビー[2]によると，この時期の愛情遮断が人格形成に深刻なダメージをあたえるという。クライン[3]らイギリスの対象関係学派は攻撃衝動の面から重視し，乳児は母の乳房をよい対象，悪い対象という部分のみでとらえてしまうので，よい対象が破壊される不安から被害感をいだき，これが後の妄想や統合失調症のなかに再現されるとみる。

こころは人同士の関係のなかでかたちづくられる。生まれたばかりの乳児は自他の区別が混沌として未分化な共生にあるが，

1) 「宇宙の叡智は社会的なものである。少なくともそれはより低いものをより高いもののために創り，より高いものを相互に協和せしめた」『自省録』［マルクス　アウレーリウス］。

2) **ボウルビー** Bowlby, J（1907-1989）はイギリスの児童精神医学者。タヴィストック・クリニックで愛着理論を研究。『母性ケアと精神保健』(1951)。

3) **クライン** Klein, M（1882-1960）はウィーン出身の精神分析家。1925年ロンドンに移住。『羨望と感謝』(1957)。

自己は他人を把握しながらしだいに明瞭になる。人間が本質的に他者と結ばれた存在であることは，フッサール[1]の間主観性（超越的な自他共同化），ユングの普遍的無意識（人類に共通する無意識），テイヤール ド シャルダン[2]の人格化（思考が融合して内的深化し人類全体の有機体をつくる）などの表現にあらわれている。

1〜3歳は**肛門期** anal phase である。幼児は排泄行為を介して社会性を身につけ，相手の顔色をうかがい，自己と対象を支配し，受動と能動を選択する。潔癖，強迫，黒か白か，all or none の非妥協性などは，この時期に関連するとされる。母親との共生から離れて自立性がたかまる移行（過渡）期でもあり，この時期の分離不安や対象喪失不安は，境界性パーソナリティ障害（p.128）などに生じる見捨てられ不安の起源ともいわれる。

3〜5歳は性的関心がたかまり，父母を中心に超自我が形成される**エディプス期**である。家族内で男子に去勢不安をもとに**エディプス コンプレクス** Oedipus complex，女子ではペニス羨望をもとにエレクトラ コンプレクス Electra complex と呼ばれる空想的な葛藤が生じる[3]。エディプス期をうまく乗りきることで，安定した人格や性同一性が築かれる。解離性障害（p.118）や性倒錯（p.126）はこの時期とのかかわりが深いとされるが，対象関係学派はエディプス コンプレクスも生後1年以内におこるとみている。

6歳から青年期までは**学童期**あるいは**潜伏期** latency と呼ばれる。体の成長にともない性的活動は鎮静化し，生活範囲が家庭から学校へひろがり知識や技能を習得する。劣等感や不全感が生まれ，精神遅滞（p.130）や自閉症（p.134）が明らかになる。

青年期（思春期） adolescence あるいは**性器期** genital phase には，生物的自己と社会的自己の2つができあがるので，バランスをくずし，さまざまな精神病，神経症，パーソナリティ障害がおこりやすい。前青年期（小学校高学年），前期（中学校），中期（高校），後期（大学）に分けるが，この時期に人は秘密をもち，徒党をくみ，反抗し素直でなくなる。自分はほかと違い，

1）**フッサール** Husserl, E（1859-1938）はドイツの哲学者。現象学を創始。『厳密学としての哲学』（1911）。

2）**テイヤール ド シャルダン** Teilhard de Chardin, P（1881-1955）はフランスの司祭，古生物学者。『現象としての人間』（1955）。

3）エディプス（オイディプス）はテバイの王ライオスと王妃イオカステの息子で，父を殺し母をめとるが真相を知り自ら目をえぐる。ソポクレスやアイスキュロスが物語にした。エレクトラはアガメムノンとクリュタイムネストラの娘で，母への憎しみから母とその恋人を殺すよう弟を説得する。3人の悲劇作家がとりあげ，ホフマンスタールの台本をもとにリヒャルト シュトラウスがオペラ化した。

周りから支持され，一貫しているという自己評価に支えられた自我同一性 ego identity を確立する時期でもある。対人恐怖（p.116），境界性パーソナリティ障害，無力妄想（p.109），統合失調症（p.104）では，自信をうしない，他人の評価を気にする同一性をめぐる症状が現れやすい。

1）エリクソン Erikson, EH（1902-94）はデンマークの精神分析家。ハーヴァード大教授。『自我同一性の問題』（1956）。

エリクソン[1]は，人間はライフ サイクル life cycle（ライフ ステージ）に応じて成長し，人生の各世代に個人をこえた精神・社会的な欲求と目標があると考えている（表1）。

3）こころの目的

これまでみてきたように，こころは，ものごとをなすエネルギー，実行能力をもっている。また人同士のなかでつくられたので，他人に自分を受けいれてもらいたい，社会に帰属したいという欲求がある。人は視点を自在にかえ，相手の立場にたち，ものごとをさまざまな角度から見ることで自分を知り，相手に共感しようとする[2]。

2）「恋は懲らしめに似ている。私たちはひとりでいられなかったから罰せられているのだ」『火』［ユルスナール］。

こころは自由である。喧騒をはなれて自分ひとりの世界に引

表1　ライフ・サイクルの作業仮説

発達段階	精神・社会的課題	基本的徳目	関係の範囲	精神・社会的モダリティ
口愛期	基本的信頼と不信	希望	母性	得る，お返しにあたえる
肛門期	自律感と恥・疑惑	意志	親	保持する，放出する
エディプス期	主導感と罪悪感	目的	基本家族	求める
学童期	勤勉感と劣等感	適格	学校	ものを完成する，結びつける
青年期	同一性とその拡散	忠誠	仲間集団	活動を共有する
若い成人期	親密感と孤独感	愛	競争・協力のパートナー	自分を他人の中に失い，発見する
成人期	生殖達成感と沈滞感	世話	分業と家事の共有	存在をつくる，世話をする
成熟期，老年期	統合感と落胆	英知	人類	あるがままに存在する，死に直面する

エヴァンス（岡本哲雄・中園正身訳）『エリクソンとの対話』北望社，1973より。一部改変。

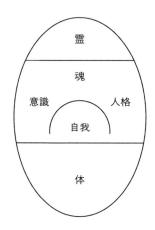

図7　霊・魂・体の人間学的三元論

きこもることも，嘘をついて周囲をあざむくこともできる。とりまく環境がどのようなものであっても，こころは人をその翼にのせ，時空をこえて飛翔させる。こころしだいで貧しい部屋は満天の星にみたされ，荒野は花園に姿を変え，亡くなった人にもめぐり会える。

　こころは緊張を保ち，より高い価値をめざすものである。図7は心身二元論ではなく，著者の考える霊・魂・体の人間学的三元論を図式化したものである。こころの最も深いところには霊性（スピリチュアリティ）spirituality が置かれている。霊性は，人間的条件の根源，すなわち人生の目的，生きる価値，尊厳に関わる行動原理である。人間はここで目に見えない永遠をとらえ，人生に何かしら意味を求め，自己を超越して神に向き合う。オスラー[1]が霊性を現代医療にとりいれ，その治療効果を喚起したために WHO（1999）でも注目された。ゴルトシュタイン[2]が自己実現，フランクル[3]が意味への意志と呼ぶものにも関連する。一方，こころには体（脳）の制約がある。こころが存在するには体を借りねばならず，体はいつもこころを本能へ，必然の法則へと引き戻す。

　魂は理性や感性の働く場である。その中核を占める自我は，脳に由来する道具的な機能を統合し，意識と人格に分かれる。

1）**オスラー** Osler W（1849-1919）はアメリカの内科医。『癒す信仰』（1910）。

2）**ゴルトシュタイン** Goldstein, K（1878-1965）はドイツの脳病理，神経病医。ベルリン大教授。1935年アメリカへ移住。『生体の機能』（1934）。

3）「意味充足という本来の関心が阻止されたときのみ，人は権力で満足するか快楽を意図する」『意味への意志』［フランクル］。

1）ハイデガー Heideg-
ger, M（1889-1976）は
ドイツの哲学者。『存在
と時間』（1927）。

周囲の空間にひろがる意識にたいして，人格は生きる時間と価値にかかわる。ハイデガー[1]は，人間には自分を時間化する働きがあり，人間に固有の時間は未来から開かれると述べた。動物はあたえられた時間と環境，「いま・ここ」を生きるにすぎない。今日は昨日のくりかえしであり，明日は今日のくりかえしになるだろう。人間はそうではない。やがて死ぬ限りある存在でありながら，動物とはちがい，自分がいつ死ぬかおおよそわかっていて，生きる時間を自分で設計しようとする。1時間先，1か月先，10年先をよみ，仕事の完成図や自分の未来像を思い描き，それに導かれて今を生きる。

　すなわち，こころは未来に開かれている。未来は何ひとつ決まっておらず，明日何がおこるか誰にもわからない。それはあたえられた時間ではなく，意志で創造する時間，未知に船出する冒険であり，自らの進退をきっぱりと決断することである[2]。人生をひきうける責任とはこのことにほかならず，人は死を覚悟して生きるからこそ自由なのである[3]。

2）「かの時に我がとら
ざりし分去れの片への道
はいづこ行きけむ」[美
智子上皇后]。

3）「春の朝でも　我が
シシリアのパイプは秋の
音がする　幾千年の思い
をたどり』『カプリの牧
人』[西脇順三郎]。

　その自由なこころに翳りを生じ，未来が閉ざされると，人は目的を見うしなう。すべては受身にまわり，周囲にまどわされ，一歩を踏み出す勇気がなえて決断できない。生きる意味がわからない，自分にはもう価値がない，と自分を責め，他人をうらやみ，過去の愚痴をこぼし，低い段階の安定に向かおうとする。すると反射を本性とする脳，内部環境の安定維持を優先する身体が表面にでてくる。ジャネのいう自動症，派生現象などであり，そうなると人はもう視点を変えることができない。相手の立場にたてず，エネルギーは滞り，こだわりが強くなる。

　人生に訪れる，せっぱつまった極度の逆境（耐えがたい苦しみ，死の宣告，愛する者との別れ，生の無意味など）を，ヤスパースは限界状況と呼んだ。限界状況にある人間は，それに耐えられず自滅することも，これを克服してより次元の高い生に導かれることもあるが精神障害にもなる。神谷美恵子[4]は，生存の基盤全体を精神の領域にかたむけることを精神化（霊化）spiritualization と名づけた。ハンセン氏病の治療施設における

4）神谷美恵子かみやみえ
こ（1914-79）は岡山出
身の精神科医。「彼らが
私たちに代わって病んで
いるのだ」『生きがいに
ついて』（1966）。

活動を通して，人が精神化により限界状況を乗りこえるとき，建設的な場合と妄想による病的な場合の両方があるとしている。

　人間はこの世にあって，価値を追求する精神性と自然の因果性，超越的な垂直の軸と現実的な水平の軸，矛盾する聖と俗の2つの相を，あやういバランスをとりながら生きる。精神障害は，こうしたこころをもつ人間に宿命的な病気であるとともに，ふだんは目にすることのない何かに出会う，人生の深淵をかいま見せてくれる[1]。したがって精神医学もまた，身体医学や脳科学を基盤におきながら，それだけにとどまらず物質や空間構造をのりこえ，感性や理性ではどうしてもとらえきれない超越的な要素を内にかかえるのである。

1) ミケランジェロはバチカンにあるピエタのマリア像を若い乙女の姿に刻んだ。歴史的事実ではなく芸術的真実である。「イエスよりマリアは若し草の絮（わた）」[大木あまり]。

4. 精神医学の歴史

1) 近代以前

　精神障害は人類の誕生と同時に生じたにちがいない。**狂気** insanity, Irresein, folie の記載は大昔からどの国にもある。古代エジプト，ギリシャでは医療は宗教と結びついていた。ホメーロスの時代，狂気（アーテー）は人々が無謀におかした罪にたいする神罰とみなされ，精神障害者は神の呪いをうけた者として忌避された。医神アスクレピオスの神殿には，身体病者のほか精神障害者も参詣したが，彼らは浄化（癒しの術）をうけて神殿に入り，巫女により夢の中で神託をうけたといわれる。

　ヒポクラテス[2]は宗教説に反対し，思弁によらず個々の症例をよく観察して一般化をさけ，転帰と環境要因を重視した。病気を4つの体液（血液，粘液，黄胆汁，黒胆汁）の不調和による自然現象として合理的に捉え，精神障害はこの不調和が脳を発熱ないし冷却，流動，乾燥させ，気息（プネウマ）がいきわたらなくなりおこると考えた。人間の体には健康に復そうとする自然力があり，それをたすけるのが医師の務めであるとしてい

2) ヒポクラテス Hyppocrates（前460-375ころ）はコス島出身のギリシャの医師。70余の著作のうち数篇のみが彼自身の手によるとされる。医道をとくヒポクラテスの誓いも後代のもの。「いかなる患家を訪れるときもただ病者を利するためであり，女と男，自由人と奴隷のちがいを考慮しない，医に関すると否とにかかわらず他人の秘密を守る」。

1）ガレノス Galenos
(130-201) は小アジアの
ペルガモン出身の医師。
ローマで名声が高く，古
代医学を集大成し体系的
で膨大な著作を残した。

る。その思想をわが国に初めて紹介したのは『解体新書』の改訂を手がけた江戸後期の医師大槻玄沢（おおつきげんたく）（1757-1827）である。

　ガレノス[1]はヒポクラテスの4体液説を継承し，解剖や実験をおこない理論をたて，治療には瀉血をすすめた。フレニテス（黄胆汁と粘液が脳に侵入し発熱，けいれん，錯乱，幻覚をおこす），レタルグス（粘液が脳を冷却し，意識・記憶・判断低下，全身の無力をおこす），カタレプシア（全身の硬直をともなう感情喪失），マニア（黄胆汁優位で判断力低下，錯乱，尊大，感情過多），メランコリア（黒胆汁優位で落胆，恐怖，人との共存や生きることを嫌い，自殺を企てる），てんかん（黒胆汁が脳室にうっ滞しプネウマを妨げて意識をうしなう）など，近代精神医学にもちいられる用語が彼のもとで整理された。

　中世ヨーロッパはキリスト教の影響が強く医学は停滞した。この時代に医学をリードしたのはイスラム世界であった。イブン スィーナー（アヴィセンナ）[2]はガレノスを継承し，東方の要素（脈診，灸など）や豊富な臨床経験をくわえて『医学の正典』を著した。のちにラテン語に訳され（Canon medicinae），5世紀にわたってイスラムばかりでなくヨーロッパにも大きな影響をあたえた。アラビア医学は解剖や生理実験をおこなわなかったが，錬金術に必要な蒸留，昇華などの化学操作で新しい物質をつくり，新しい薬（ジャコウ，センナ，タマリンドなど）をもちいたことで知られる。アルコール，アルデヒドなどアラビア由来の語は多い。

2）イブン スィーナー
Abu Ali al-Husain ben
Abdaallah Ibn Sina
（ラテン語名 Avicen-
na）(980-1037) はペル
シャ北東ハルメサン出身
の医師。名医として各地
の領主に厚遇され大臣も
つとめた。哲学，数学，
天文学，音楽，詩の著作
もある。

　最初の**精神科病院**は9世紀にイスラム世界につくられた。精神障害は身体病と同じにみなされ，患者の処遇は人道的であり，一般病院のなかで治療されることもあった。治療は瀉血，薬物のほか，言葉による一種の精神療法，音楽，匂いなどの環境療法がとり入れられ，13世紀には篤志家による豪華な療養施設もあったという。

　中世を起源とする医事のうち大きなものは病院，大学，公衆衛生の3つといわれる。コルドバ，セビリアなどにはアラビア医学校があったらしいが，ヨーロッパ最古の**医学校**は9世紀こ

ろナポリ南方サレルノの僧院にできた。サレルノには紀元前6世紀から古代ギリシャ人が住み始め11世紀ころに最盛期を迎えた。丘の上に薬草を栽培した世界最古の植物園「ミネルヴァ庭園」がいまも残る。11世紀末にはじまる十字軍遠征はヨーロッパを疲弊させたが，東方文化をもたらす役割をもはたした。サレルノでは豚の解剖がおこなわれ，遠征兵士がアラビア由来の医術で手当され，多くの医書がラテン語に訳された。

　大学は12世紀半ば最初ボローニャに，次いでモンペリエにできた。パリ大学の創立は13世紀初頭，イギリスのオクスフォード，ケンブリッジ大学は13世紀前半である。ドイツに大学ができるのは14世紀を待たねばならず，ハイデルベルク（ループレヒト・カール）大学は1386年に創立した。

　ヨーロッパに精神障害者の**収容施設** asylum ができたのは14世紀である。1305年ウプサラ，1365年グラナダ，1375年ハンブルクにつくられ，15世紀以降はスペイン，フランス，ドイツ，イギリスへとひろがった。このなかには僧院を母体とする施設と監獄を起源とする施設があり，患者の処遇は両者で大きく違っていたらしい。後にピネルが精神障害者を解放するビセートルは後者である。ベルギーの小都市ゲールは13世紀から精神障害者が悪魔祓いに参詣し，19世紀にコロニーがつくられた。病院，教会があり患者は各家庭に配属されファミリケアをうける。内外から見学者が多く，エスキロールの著書にも紹介されている。

　16世紀は宗教改革の時代である。パラケルスス[1]は人間に内在するアルケウスを想定し，ヒポクラテスの自然力に近いこの力が新陳代謝や生活現象をおこすと考えた。人間は生命の原理により宇宙全体に結びついた存在であり，精神病とは生命的な精神がさまざまな原因から不健全な変化をきたした自然現象とみる。その立場は神秘的，宗教的，錬金術的な独特なもので，合理的な思考より独断的な直観にみちている。治療に水銀，鉄，硫黄，植物エキスなどをもちいたので，後の医化学派あるいは薬物療法の祖ともいわれるが，無意識的なものへの記述もある。

1）**パラケルスス** Paracelsus（1493-1641）はドイツ貴族出の医師。本名はTheophrastus Bombastus von Hohenheim。各地を遍歴しバーゼルで教授，市長をつとめたが過激な言動で追われた。『理性を奪う病について』（1567）。

コペルニクスの『天体の回転について』とヴェサリウスの『人体の構造』が，同じ1543年に出版されたのは象徴的である。地動説を述べた前者は外なる大宇宙を，**解剖学**の画期的な成果である後者は内なる小宇宙への目をひらいたからである。17世紀ヨーロッパは，政治，経済，文化が拡大し，さまざまな国で自然科学的な発見があいついだ。イタリアのガリレイ（自然の数学化），イギリスのニュートン（力学），フック（顕微鏡），ハーヴィ（血液循環），ドイツのケプラー（天文学），フランスのデカルト（幾何学），オランダのホイヘンス（光学）などである。

人体の生理や病気をすべて物理学で説明できるとする人々を医理学派，化学変化から理解しようとする人々を医化学派と呼ぶ。いずれも生命を物質現象と考える**機械論** mechanism である。デカルトは，思考の合理性を尊重し『方法序説』(1637) において動物機械論を唱え，理性をもつ人間には心身二元論をとった。ラメトリがこれを人間に拡大し『人間機械論』(1747) のなかで「人体は自らゼンマイを巻く機械である」と述べた。医理学派と医化学派が理論に偏り対立するなかで，臨床に力を注いだのはシデナム[1]である。彼は病気の経過を観察し，急性と慢性，散発性と流行性を分けた。治療には自然の治癒力を重視したので英国のヒポクラテスと呼ばれる。

こうした自然科学や医学の進歩は精神医学にほとんど寄与することがなかった。精神障害は当時得られた科学知からは不可解であり，患者は相変わらず悪から生じ，この世に悪をもたらす救いようのない存在であった。16～17世紀は**魔女狩り** Hexenjagd の時代である。ほかの人々と異なるおこないをする人は悪霊にとり憑かれており，悪魔に誘惑され契約を結んだ異端者とみなされて罰せられた。ローマ法王が魔女の存在を公認し，『魔女の鉄槌』[2]が出版されると恐ろしいイメージがひろまった。魔女狩りは中世よりむしろルネサンス，1590～1610年，1625～35年，1660～80年に盛んな時期があり，少なくとも15万人が処刑された。魔女を発見する要素には，特有のあざ，斜視のほか妄想もあるので，かなりの数の精神障害者が含まれていたとみ

1）**シデナム** Sydenham, T (1624-89) はイギリスの医師。議会軍士官から医学に転向し小舞踏病を記載。

2）『魔女の鉄槌マレウス・マレフィカールム』は1486年ドミニコ修道会の僧シュプレンガーとクレマーによる魔女裁判書。

られる。

　シュタール[1]は機械・化学的モデルに反対し，生命の根源に生命力，霊魂をおく物心二元論をたてた。霊魂は意識や意志領域をこえて身体にもおよび，その保存にむけて能動・目的論的にはたらく。病気は身体に外力が加わることでおこるが，これを直そうと霊魂の努力がゆきすぎてもおこる。症状のうち病気そのものの結果と，霊魂の反応を区別すべきで，精神病は霊魂の自由なはたらきが妨げられておこるという。この考えはモンペリエ大学の**生気論** vitalism，ドイツのロマン派精神医学へと発展し，さらにホメオスタシス，侵襲学，心身医学，力動精神医学などのもとにもなる。

2）近代精神医学のはじまり（18世紀末から19世紀前半まで）

　精神医学が今日のような形を整えたのは18世紀末である。18世紀は合理主義と啓蒙主義の時代である。しかし実際には多くの矛盾，混乱，思想の対立をかかえた時期でもあった。近代精神医学はこのなかに誕生し，矛盾や対立を引きずりながら2世紀あまりの歴史をもっている。

　17世紀末ニュートンの科学革命をへたヨーロッパは，18世紀後半には産業革命による都市国家を形成しはじめる。農村から都市に人口が集中すると，公共の秩序が必要となり，治安を維持し，市民生活を守るルールができる。これを守れない逸脱者，人々の暮らしをおびやかす人たちは，離れた場所に収容されることになった。貧民，浮浪者，老人，放蕩者，犯罪者などであるが，精神障害者も数多く含まれていた。ルイ14世が1656年に発令した大監禁により，パリにビセートル，サルペトリエールの2つの収容施設がもうけられ，前者には男性，後者には女性のこうした人々が数千人も収容されていた。

　かれらの中から患者を**解放**し，処遇を改善しようとする動きは，ヨーロッパ各地でほぼ同じころにおこっている。フランスのピネル[2]，イギリスのテューク[3]，トスカーナのキアルジ，サヴォアのダカン[4]らが，こうした役割をはたした。患者の人

1）**シュタール** Stahl, GE（1660-1734）はドイツの反機械論者。ハレ大学の医学，化学教授。フロギストン（燃素）説を唱えた。『真正医学論』（1707）。

2）**ピネル** Pinel, P（1745-1826）はフランスの医師。ビセートル，サルペトリエール病院で医長，パリ大学では衛生学と病理学の教授をつとめナポレオンの顧問医にもなった。『精神病に関する医学・哲学的概論』（1801）。

3）**テューク** Tuke, W（1732-1822）はイギリスの商人。クエーカー教徒で1796年ヨークに精神障害者の隠遁所をつくり，代々受けつがれて精神科病院のモデルになった。曾孫テューク D（1827-95）は医師。

4）**ダカン** Daquin, J（1732-1815）はシャンベリーの医師。トリノ，モンペリエ，パリに学び人道的な立場をとった。

1）ワイアー Weyer, J
(1515-88) はライン地方
出身の医師。魔女狩りに
反対しウィリアム公爵の
侍医をつとめた。『悪魔
の幻想について』(1562)。

格をみとめ，救い癒したいとする人道的な態度はすでに16世紀
のワイアー[1]らにみられるが，ピネルがビセートルで，患者を
鎖から解いたのは大革命下の1793年であった。

　南仏出身のピネルは神学校で哲学と文学，トゥルーズで数学
と博物学，モンペリエで医学と英語を学び，30歳をすぎてパリ
に出て王立植物園で分類学を深めた。パリは当時すでにフラン
スの知的・科学的中心だったからである。彼を解放行動に向か
わせた背景には，これまでに接した生気論，ユグノー（改革的
なプロテスタント），啓蒙思想（実証的，批判的），イギリスの経
験・実践医学などがある。

　近代精神医学の幕開けを象徴するこのできごとは，今日の視
点からみると小規模，限定的なものであったらしい。しかし病
院の機構，衛生を改革し，患者を毎日回診，観察して病歴を保
存するという臨床の基礎を築いた点は，当時とすれば画期的な
ことであったろう。カレン[2]の著書を仏訳し，植物分類をもと
にした精神障害の分類（p.86）がある。

2）カレン Cullen, W
(1710-90) はスコットラ
ンドの医師。生気論をと
り，あらゆる病気は神経
からおこると考え神経症
の語をつくった。『臨床
医学の基礎』(1776-84)。

　18世紀のフランスにおいて自然史，博物学は広く普及してい
た。その関心は自然の秩序を体系的に分類整理しようとする合
理主義と，そのなかに人のめざす徳を見出そうとするロマン的
心情が共存していたらしい。この傾向はニュートンを紹介し
『博物誌』を刊行したビュフォンにも，ジュネーヴの思想家ル
ソーにも，百科全書派のディドロにもみられ，同じ南仏出身で
ピネルの後継者エスキロール[3]も例外ではない。

3）エスキロール Es-
quirol, JED (1772-
1840) はフランスの医師。
シャラントン病院長。
「熱情」(1805)，『医学・
衛生学・司法医学的見地
から考察した精神病』
(1838)。

　エスキロールはピネルの分類を洗練させ，**メランコリー**（部
分精神病）を抑うつ性のリペマニーと高揚性のモノマニーに分
けた。前者は後のうつ病，後者はパラノイアへと発展する。や
がてモノマニーはあたかも動植物の新種を記載するように細分
化（色情モノマニー，殺人モノマニーなど）され，患者一人にい
くつもの診断がつくようになった。今日の操作診断において，
ある時期は大うつ病，別の時期は摂食障害などと診断し，複数
の病気が併発（コ・モビディティ）したというみかたに似てい
る。エスキロールは激しい感情から病気になるという論文も書

き，1838年に現在の精神保健福祉法の先駆となる精神病患者の保護を規定した法律にも関わった。

エスキロールの弟子ジョルジェ[1]は，当時混同されていた脳病による精神障害と原因不明の精神病を区別した。今日に続く画期的な**心身二元論**である。一方ベイル[2]は1822年，進行麻痺（p.99）が梅毒による脳病で，誇大妄想をもつモノマニー，マニー，認知症の3病期を順に経過することを見出した。当時の進行麻痺はまぎれもない精神病であったから，ベイルはさらにすべての精神障害が脳病ではないかとの考えにいたった。こちらは斬新な**心身一元論**であり，**生物学的精神医学** biological psychiatry さらには**脳神話** Hirnmythologie のはじまりである。

18世紀末から19世紀初頭にかけてドイツは政治的に統合されておらず，ハプスブルク帝国の周辺に大小の諸侯がひしめく群雄割拠の状態をていしており，神聖ローマ帝国の伝統をうけついだ大学も地方分権が強かった。こうしたドイツ語圏には，啓蒙思想への反動から直観や全体的生命を尊重するロマン主義がみなぎっていた。哲学者のカント[3]は晩年に精神障害に関心をもち，『実用的見地における人間学』（1798）のなかで狂気は人間の共通心性が失われ，私的心性に置き換えられたものであると考えた。

ロマン主義は医学一般には不向きであったが，精神医学において**ロマン派精神医学**という潮流をはぐくんだ。この立場を代表するハインロート[4]，イデラー[5]らは，精神病を人間が本来もっている罪，情欲からおこると考え，**モラル療法** moral treatment（親切な世話，宗教訓練，作業，娯楽など）（p.169）による精神的な働きかけを重視した。ロマン主義はやがて宗教からはなれ，病気の心理・社会的な側面を扱う力動精神医学や社会精神医学へと発展する。モラル療法は作業療法，生活療法，精神療法のもとになる。

思弁的なロマン派精神医学に対して，1840年ころから身体主義，**身体派精神医学**が台頭しはじめる。グリージンガー[6]は，脳を反射中枢とみなし，精神病は反射作用の乱れからおこる症

1）**ジョルジェ** Georget, EJ（1795-1828）はフランスの医師。サルペトリエール病院につとめ若くして評価されたが肺結核で夭折。『狂気について』（1820）。

2）**ベイル** Bayle, A-L（1799-1858）はフランスの医師。シャラントン病院内勤医の23歳時に精神病患者の脳膜に炎症をしめす論文を出した。『脳と脳膜の疾患概論』（1826）。

3）**カント** Kant, I（1724-1804）の墓碑銘。「それを思うことが重なれば重なるほど，また長ければ長いほど，新たなますます強い感嘆と崇敬の念とをもって心を満たすものが二つある。わが上なる星空と，わが内なる道徳法則である」。

4）**ハインロート** Heinroth, J-C（1773-1843）はドイツのロマン派精神科医。ライプチヒの教授。『狂気の学理』（1818）。

5）**イデラー** Ideler, W（1795-1860）はドイツのロマン派精神科医。ベルリンのシャリテ病院精神科主任。『精神医学概要』（1835-38）。

6）**グリージンガー** Griesinger, W（1817-68）はドイツの精神科医。チュービンゲン，チューリッヒ，ベルリンの教授。1867年精神医学神経病学会を創設，1868年学会誌を創刊。『精神病の病理と治療』（1845）。

候群と考えた。また当時別々とみられていた偏執狂，錯乱，認知症などが1つの病気の経過にすぎないという**単一精神病** Einheitspsychose の立場をとった。彼は単純な身体主義者ではなかったらしいが，精神医学が観念論をはなれて医学へ向かう道をひらいた。

　生気論と機械論，一元論と二元論，全体論と局在論，体質論と状況論，こころと脳，精神と物質の対立は，くりかえし形を変えながら今日に続く精神医学の中心課題である。精神医学は患者の隔離収容と解放の歴史でもあり，それも同じく今日まで続いている。

3）古典精神医学の形成

　古典精神医学の中心はヨーロッパ各地に存在した巨大精神科病院である。パリのサンタンヌ[1]，サルペトリエール病院などには千人規模のあらゆる患者が入院し，そのおよそ20％は進行麻痺であったらしい。フランスの**症候学**を築いたのは大学教授ではなく，こうした病院の医長たちである。

　ファルレ[2]は脳解剖，次に心理学をこころみたが，こうした方法では精神障害の本質にせまることはできないと考えなおし，晩年に臨床の道を選んだ。病気が本来もっている自然経過（自然型）を重視するところから，モノマニー概念を否定し，1854年に躁うつ病の原型である**循環狂気**をみいだし，慢性デリールに3つの病期を区分した。病気の横断面だけでなく，時間経過をみて全体像をとらえるためには，臨床の長い蓄積が必要である。ファルレの弟子ラゼーグ[3]は，妄想患者が半信半疑からしだいに確信していく経過に注目して1825年に被害妄想病を報告した。

　モレル[4]もファルレの弟子で，精神障害の原因として**変質** dégénérescence を提唱した。変質とは完璧な原型から創造された正常な人間からの病的な偏りのことで，遺伝的に伝えられ，1代目は神経質，2代目は神経症，3代目に精神病となり，4代目は白痴になって5代で家系が絶える。時間的，階層的な単

1）サンタンヌ Sainte Anne 病院はパリ市内の精神科病院。1867年開設。複数の病棟からなる総合施設で精神医学の臨床・研究・教育の指導的立場をはたした。画家ユトリロもアルコール症で入院。

2）**ファルレ** Falret, J-P（1794-1870）は南仏出身の精神科医。サルペトリエール病院医長。『心的疾患と狂人保護院』（1864）。息子ファルレ J（1824-1902）も精神科医。

3）**ラゼーグ** Lasègue, EC（1816-63）はフランスの医師。ドイツロマン主義に関心をもち哲学から医学に転じパリ警察医務院で精神障害者をみて病理学教授もつとめた。「被害妄想病」（1852）。

4）**モレル** Morel, B-A（1809-73）はウィーン生まれの医師。パリで医学，生物学，宗教を学びサンティヨン精神科病院医長。『人類の身体的・知的・精神的変質に関する概論』（1857）。

一精神病論である。変質理論はゾラらの自然主義文学，イギリスのモーズリー[1]，イタリアのロンブローゾ[2]，ドイツのクラフト・エビング[3]らに影響をあたえ，ダーウィンの進化論（『種の起源』1859）への関心が高まった19世紀後半のヨーロッパ全土に浸透した。メンデルの遺伝学が確立される以前であり，創世記や獲得形質の遺伝をもちこんだことで，今日では時代遅れの学説としてかえりみられないが，精神障害のはじめての生物学的病因モデルである。早発痴呆の語もモレルによる。

　ファルレとモレルを継承し，病気の経過と変質理論を統合した19世紀末のフランスを代表する分類（p.86）を築いたのはマニャン[4]である。彼によると，変質のない**慢性妄想病** délire chronique は潜伏期，被害期，誇大期，認知症期の4つの病期を規則的に経過して進行する。変質があると妄想は規則性をうしない，急性に発病し，順不同で認知症にならず，突然に治癒する急性錯乱になる。慢性妄想病は後に妄想型統合失調症，急性錯乱は非定型精神病へと発展する。

　19世紀後半になるとドイツ精神医学が台頭し，世界をリードしはじめる。1871年普仏戦争に勝利したドイツは，帝国を建設し大学教育に力をそそいだ。1880年代におけるドイツの精神医学講座は神経精神科学 Neuropsychiatrie の名称を掲げておよそ20を数え，グリージンガーを継承する身体派精神科医が，各都市にある大学間を自由に往来し，精神病の分類と脳病理を中心とする研究をしていた。わが国の大学医学部の多くが精神神経科あるいは神経精神科と称するのは，これをまねたものである。

　イレナウ精神科病院につとめたクラフト・エビングは病院精神医学の最後の一人である。彼は精神病を器質性と機能性に分け，さらに後者を変質の有無で分け，慢性偏執狂を**パラノイア**と呼んだ。巨大精神科病院は「生きた博物館」「患者の標本箱」との批判もあるが，有効な治療のない時代に，患者と寝食を共にする精神科医が症候学や分類の基礎をつくったことはまちがいない。精神医学講座ははじめ精神科病院の医長が兼任していたが，しだいに独立した大学精神科と付属研究施設となり，ク

1）**モーズリー** Maudsley, H（1835-1918）はイギリスの医師。ロンドンの法医学教授をつとめ精神科病院をつくった。『精神の生理・病理学』（1867）。

2）**ロンブローゾ** Lombroso, C（1836-1909）はイタリアの医師。トリノの法医学，精神医学教授。司法精神医学，病跡学の創始者のひとり。『犯罪人』（1876）。

3）**クラフト・エビング** von Krafft-Ebing, R（1840-1902）はドイツの精神科医。ストラスブール，グラーツ，ウィーンの教授。『精神医学教科書』（1879）。

4）**マニャン** Magnan, V（1835-1916）はフランスの精神科医。サンタンヌ病院医長。『心的疾患臨床講義』（1893）。

ラフト・エビングもやがて大学へ転出する。精神医学は大学において学問として純化され，研究業績をつみあげるようになるが，その一方で少しずつ臨床から離れはじめた。ヤスパースは，こうして精神科医が研究室にこもり，顕微鏡ばかりみて患者をみなくなり，こころをうしない人間的でなくなったとなげいている。

1) **カールバウム** Kahlbaum, KL (1828-99) はドイツの精神科医。ケーニヒスベルクの私講師，ゲルリッツの私立精神科病院長。『精神病の群化と精神障害の分類』(1863)。

カールバウム[1]は大学に籍をおいた期間が短く，生涯の大半を私立精神科病院の院長としてすごした。臨床観察をもとに，進行麻痺をモデルに症状が規則的に進展する病型を想定したが，ファルレの自然型のみかたに近い。1874年に，メランコリー，マニー，昏迷（弛緩症），錯乱，認知症を順に経過し独特な筋緊張をしめす脳病を**緊張病**の名で提唱した。弟子のヘッカーは1871年，思春期に発病しメランコリー，マニー，錯乱を経過して精神衰退になる**破瓜病**を記載した。いずれも後に統合失調症にくみ入れられる。1890年カールバウムが発表した，気分変化や欲動の異常を主とし荒廃しない類破瓜病は，単純型統合失調症や境界性パーソナリティ障害と関連する。

2) **クレペリン** Kraepelin, E (1856-1926) はドイツの精神科医。ドルパド（現エストニア），ハイデルベルク，ミュンヘンの教授。『精神医学教科書1〜8版』(1883-1915)。

こうしたなかに登場するクレペリン[2]は古典精神医学を完成させるとともに，精神医学を自然科学のなかに位置づけようとした。彼は病気に固有の原因，症状，転帰をもつ疾患単位の理念をいだき，偏執狂を縮小しつつ状態像の展開と終末像を根拠に分類（p.86）をうちたてようとした。その考えは**早発痴呆**の名が登場する教科書4版（1893）から現れ，先天・後天性にわけた5版（1896）で明瞭になり，早発痴呆（破瓜型，緊張型，妄想型），**躁うつ病**，パラノイア（幻覚のない好訴妄想）が同じ平面に並ぶ6版（1899）で頂点に達する。

クレペリンは入院患者一人ひとりをよく観察し，病歴をくわしく調査し，自らの理念にもとづいて再編成しようとこころみた。彼の教科書ほど，版を重ねるごとに厚くなり，分類が大幅に変更されるものはない。それは内外の新しい知見をとり入れ，迷いつつ臨床事実に誠実であろうとした証しにほかならず，精神障害を分類する難しさを一身に背負うかのようである。その

分類がさまざまな批判にあいながら，時代をこえて通用し，現在まで影響をあたえ続けている理由にもなっている。

19世紀のイギリス精神医学はテュークをうけついで精神科病院のなかで発展した。プリチャード[1]はピネル，エスキロールを導入し，モラル狂気（行動異常がめだつパーソナリティ障害）の概念を完成させた。1839年コノリー[2]は患者の非拘束と看護師の治療関与による病院活動の再編成を提案した。彼の娘婿モーズリーの立場もモレルの影響をうけ実証的で社会性をおびたものである。1876年に神戸文哉[3]がその分類をわが国に紹介した。

アメリカ精神医学の祖とされるラッシュ[4]は，自己実現をめざす倫理は個人の体質や環境から育まれ，これが妨げられて精神障害を生じると考えた。精神科病院ではテュークの思想にもとづいて人道主義，プロテスタント的倫理観によるモラル療法がおこなわれた。19世紀後半に文化の異なる低所得移民が大量に流入し，入院患者がふえ施設不足になったためにモラル療法は衰退し，グリージンガーの身体主義がとりいれられた。ベアード[5]のいう神経衰弱（心身の疲労）は，近代産業発展のもたらす文明病とみなされた。ミッチェル[6]は良好な身体状態が精神の健康をもたらすと考え隔離，過栄養，休息による治療を提唱した。

4）力動精神医学の登場

19世紀前半まで精神医学の対象は，社会からの隔離収容を必要とする重症の精神病であった。神経症，ヒステリーなどの軽い精神障害は一般医，内科医がみていた。シャルコー[7]がヒステリー研究を始めるのは1870年代，**神経症** neurosis が精神医学の対象となるのは1880年代になってからである。彼は**ヒステリー**を神経病のように確立しようとこころみ，その発作が類てんかん，大運動発作，熱情的態度，せん妄の4期を経過すると考えた。さらに**催眠** hypnosis を導入し，ヒステリー患者が催眠下にカタレプシー，嗜眠，夢遊をしめすという大催眠理論をたてた。

1）**プリチャード** Prichard, J-C（1786-1848）はイギリスの医師。民族人間学への関心をもちブリストルの病院につとめた。『狂気とその他精神を侵す障害概論』（1835）。

2）**コノリー** Conolly, J（1794-1866）はアイルランド出身の医師。ハンウェルの精神科病院につとめた。『物理的拘束をしない精神病患者治療』（1856）。

3）**神戸文哉** かんべぶんさい（1848-99）は小諸出身，明治の内科，外科医。大阪医学校教授。『精神病約説』（1876）。

4）**ラッシュ** Ruch, B（1746-1813）はアメリカの医師。エジンバラに学びペンシルヴェニア病院で精神病患者をうけもった。『精神の病に関する医学的観察と研究』（1812）。

5）**ベアード** Beard, GM（1839-1883）はアメリカの外科・神経病医。ニューヨーク大学で電気治療をおこない精神病予防協会に参加。『飲酒の原因となる神経衰弱』（1879）。

6）**ミッチェル** Mitchell, S-W（1829-1914）はアメリカの外科・神経病医。フィラデルフィアの病院につとめた。『脂肪と血液，その作りかた』（1877）。

p.29　7）**シャルコー**
Charcot, J‐M (1825‐
93) はフランスの神経病
医。サルペトリエール病
院教授。シャルコー病
（筋萎縮性側索硬化症），
変形関節に名を残した。
『火曜講義』（1889）。

1）**三浦謹之助** みうらきん
のすけ（1864‐1950）は福
島出身の内科医。東大教
授。1902年日本神経学会
を設立。『三浦神経病学』
（1929）。

2）**メスメル** Mesmer,
F（1734‐1815）はオー
ストリアの医師。ウィー
ンに学びピネルと同じこ
ろパリに出て磁気治療を
おこなった。『惑星の影
響について』（1766）。

3）**リエボー** Liebeault,
A（1823‐1904）はフラ
ンスの医師。ナンシーで
開業しメスメリズムを実
地応用した。『睡眠と類
似状態について，とくに
精神の身体におよぼす作
用の観点による考察』
（1864）。

4）**ベルネーム** Bern-
heim, H（1840‐1919）
はアルザス出身の医師。
ナンシー大教授。『暗示
とその治療への応用につ
いて』（1886）。

5）**ババンスキー**
Babinski, J（1857‐
1932）はポーランド系フ
ランスの医師。サルペト
リエール病院講師。錐体
路徴候に名を残した。
『科学の成果』（1934）。

シャルコーは多くの弟子を育てたことで知られ，内外の医師や学者がそのもとに学んでいる。ババンスキー，マリー，リシェ，バレ，ジル ド ラ トゥレット，ブルヌヴィーユ，ビネら近代神経病学，精神医学，心理学を築く人たちが名をつらね，そのなかにジャネ，フロイト，わが国の三浦謹之助[1]もいた。

催眠のもとは動物（生動）磁気説である。18世紀末，メスメル[2]は人間内部の磁気をおびた体液の不均衡から病気がおこると主張し，患者にふれて液体を流入，流出させる術をおこなった。メスメリズムは科学的根拠がえられず公的には承認されなかったが，ドイツ，フランス，イギリス，アメリカなどの知識人に浸透した。これをイギリスの外科医ブレイドは催眠術と呼び，リエボー[3]は診療所をおとずれる多くの貧しい患者の無料治療にもちいた。

リエボーの治療に関心をいだいたベルネーム[4]は，催眠が男女の別なく，ヒステリー患者にかぎらず誰にもかかること，その本質が暗示にあることをみいだした。彼はシャルコーのヒステリー発作を人工産物と批判し，パリとナンシーの間の論争に発展した。やがてシャルコーの方法論上の誤りが明らかにされ，ババンスキー[5]はヒステリーをピチアティスムと呼び，症状が暗示により出現し説得により消失すると考えた。こうした基盤の上に1880年代後半に**無意識**の概念がかたちづくられた。

ジャネはヒステリーの夢遊に注目し神経症の心理分析をおこなった。神経症では現実への適応がうしなわれ，低級な心的活動が統制のとれない**心理自動症**のかたちで現れると考え，意識野の狭窄，別の意識状態が分離する解離，過去の心的外傷体験に結びつく意識下の固定観念などの概念を提唱した。1920年以降は，行為と言語を統合するものとしての人格理論を発展させた。京都の今村新吉[6]，村上 仁[7]らが好んでわが国に紹介した。

クレペリンと同年に生まれ，ウィーンのマイネルトのもとで神経病理学を学んでいたフロイトがシャルコーのもとに留学するのは1885年から86年にかけてである。彼はここでヒステリー研究と催眠に強い関心をいだき，自ら進むべき道を発見した。

神経症患者を診察しはじめ，89年にベルネームを訪ね，95年にはブロイアーとの共著『ヒステリー研究』を発表した。このなかに心的外傷，症状の無意識的な意味と**解釈**（素材の潜在する意味を明らかにする），意識化への抵抗，**抑圧**（受け容れがたい観念を無意識のなかに閉じ込める防衛機制），**転移**（過去の人への感情を現実の人にうつしかえる），**葛藤**（複数の対立する傾向がぶつかりあう）などの基礎概念が用いられており，精神分析の誕生を告げる著作とされている。

　フロイトが創始した**精神分析** psychoanalysis，より広く**力動精神医学** dynamic psychiatry は精神現象を生物・心理・社会的因果関係からとらえようとする。患者の生活史（生活歴），幼児期の体験，対人関係を重視し，背後にある無意識的な動機から症状の意味を解釈する。物理学の力学のように，個人の内面にはたらくこころの力学をさぐろうとする立場で，診断や疾患分類には関心がうすい。精神分析はアドラー，ユングらフロイトをとりまく人たちの対立分派にみまわれながら発展し，1908年にはじめての国際学会がひらかれた。

　アドラー[1]は，人間には形態的，機能的劣等感を補償し，優越感を得ようとする力への意志があり，これを働かせすぎてあるいは病気に逃げこみ，あるいは権力闘争をくりかえすと考えた。今日の自己評価，認知療法につながる。ユング[2]は個人的無意識よりさらに深く，人類に共通する普遍的無意識を想定した。その内容に時代や文化をこえる元型（アニマ，太母など）があるとする。1907年『早発痴呆の心理』を著し，統合失調症においては無意識内に抑圧されたコンプレクス（心的内容の集合）があり，元型のイメージが妄想のなかに現れると考えた。彼は1907年にフロイトの弟子になり1914年に離反する。

　ブロイラー[3]は**統合失調症**をクレペリンのいう疾患単位ではなく，さまざまな原因から生じた症候群と考えた。1911年『早発痴呆と統合失調症群』を著し，病気から直接生じる基本症状は連合障害のみで，幻覚，妄想などほかのほとんどの症状をコンプレクスによる二次症状と考えた。発病そのものではなく，

p.30　6）**今村新吉**いまむらしんきち（1874-1946）は東京出身の精神科医。京大教授。スキゾコノイアを提唱。『喜劇と妄想』（1918）。

p.30　7）**村上 仁**むらかみまさし（1910-2000）は岐阜出身の精神科医。京大教授。『精神病理学論集』（1971）。

1）**アドラー** Adler, A（1870-1937）はオーストリアの精神科医。ウィーンに児童相談所開設。1935年アメリカに移住。『器官劣等性の研究』（1907）。

2）**ユング** Jung, CG（1875-1961）はスイスの精神科医。チューリッヒ大学講師。『心理学的タイプ』（1921）。

3）**ブロイラー** Bleuler, E（1857-1939）はスイスの精神科医。チューリッヒ大教授。『精神医学教科書』（1916）。息子ブロイラーM（1903-94）もチューリッヒの教授。

症状形成に精神分析を用いた力動的な解釈がなされている。診断の根拠も経過ではなく病像におかれており，終末の認知症を否定したことで予後に明るさをもたらした反面，統合失調症の概念が拡大した。

5）精神病理学[1]

リボ[2]はイギリスのスペンサー，ジャクソンらの考えをとり入れ，1880年代前半のフランスに**精神病理学** psychopathology の基礎を築いた。彼は記憶，意志，人格の病的状態を診断し分類するだけでなく，そのものを研究対象とすることから健康を理解しようと考えた。病理法にあたるもので，ここから忘却の逆行法則（新しいものほど忘れやすい）がとりだされた。

20世紀初頭，一方でクレペリンに代表される自然科学的な考えがあり，他方ではフロイトに代表される力動的な考えが台頭しはじめていた。前者が病気を純化して普遍的分類の確立をめざすのに対して，後者はむしろ個人心理学である。こうしたなかで哲学に転じる前，30歳のヤスパース[3]は精神医学の向かうべき道を模索していた。彼は1913年『精神病理学総論』を著し，精神医学に身体論でも正常心理学でも哲学でもない独自の方法論をしめした。これを**記述現象学** descriptive phenomenology というが，もとになるのはフッサールの現象学（初期）とディルタイの了解心理学である。

ヤスパースの用いた現象学とは，あらゆる先入見を排除して事象そのものへ立ち還り，意識に直接現れる現象をよく選んだ言葉で記述することから，事象の本質を直観的に捉えることである。また了解心理学によると，因果律にもとづく自然科学に対して，精神医学における把握は**了解** Verstehen による[4]。自然科学ではものごとを要素に分割して再構成することで説明するが，人間のこころは，その人のおかれた状況を追体験し，そのときの気持ちになり，感情移入して全体を了解することでのみ捉えられるという。全体論であり，了解できない場合には何かしら病的な**過程** Prozeß（p.75）を想定する。ヤスパースが精

1）精神病理学の語は19世紀後半ドイツのエミングハウスやステリングが用い，わが国では1906年荒木蒼太郎『精神病理氷釋』に登場する。

2）リボ Ribot, AR（1839-1916）はフランスの心理学者，哲学者。ソルボンヌ，コレージュ ド フランスの教授。『感情の心理学』（1896）。

3）ヤスパース Jaspers, K（1883-1969）はドイツの哲学者，精神科医。ハイデルベルク，バーゼルの教授。『精神病理学総論』（1913）。

4）「われわれは自然を説明し，心的生活を了解する」［ディルタイ］。

神医学にかかわったのはわずか10年にすぎず，著作は5年間に書かれたが，その影響は大きく1910〜20年代のハイデルベルクに，彼を中心にグルーレ[1]，マイヤ・グロス[6]ら同じ立場で活躍した精神科医たちをハイデルベルク学派と呼ぶ。

彼らを継ぎ第二次大戦で荒廃した教室を再建したのはシュナイダー[3]である。彼は経験的二元論の立場で1950年『臨床精神病理学』を著し，理論によらず臨床に則して簡潔な精神医学を築いた（p.88）。人格の偏りと精神病に移行をみとめず，診断の有用性を患者の体験様式におき，形式と内容を峻別し，病気の経過より病像を重視した。ここから統合失調症の一級症状，妄想知覚などすぐれた症候学記載がうまれた。

クレッチマー[4]はドイツにあって早くから力動精神医学を広範にとり入れ独自の精神医学を築いた。1918年に『敏感関係妄想』を著し，一部の妄想が患者の性格や状況から了解できると主張した。精神障害を体質，性格，環境，体験が相互にからみあう結果から生じるとし，正常人格から病的人格をへて精神病へいたる連続性をみとめて疾患分類を離れ，人間の多様な側面に対応する**多元的診断**を唱えた。患者を生きた個人として了解範囲を拡大するとともに，精神病の心因や精神療法の可能性をひらいた。

6）局在論と機械論

19世紀末から20世紀前半の40年間は，**大脳局在論** cerebral localization がもっとも隆盛であった。19世紀初頭，ガル[5]は頭蓋の観察から脳器官の発達を推測し，精神機能や心理特徴を追及する骨相学を提唱した。骨相学は1860年代にはかえりみられなくなっていたが，脳の構造が均一でないこと，形と機能が関連することをしめした点で局在論の先駆となった。

ブローカ[6]は1861年ビセートル病院で，言葉の了解はできるのに単純な音しか発しない例に出会いアフェミーと名づけ，死後に脳を解剖し左前頭葉に原因があるとした。1865年トルソーがアフェミーを**失語** aphasia と呼び変えたが，ここから大脳局

1）**グルーレ** Gruhle, HW（1888-1958）はドイツの精神科医。ボン大教授。『統合失調症の心理学』（1929）。

2）**マイヤ・グロス** Mayer-Gross, W（1889 -1961）はドイツの精神科医。1928年「神経医」誌を創刊。1933年英国に移住。『臨床精神医学』（1954）。

3）**シュナイダー** Schneider, K（1887-1967）はドイツの精神科医。ハイデルベルク大教授。『精神病質人格』（1923）。

4）**クレッチマー** Kretschmer, E（1888-1964）はドイツの精神科医。チュービンゲン大教授。『体格と性格』（1921）。

5）**ガル** Gall, F（1758-1828）はドイツの医師。ウィーンに学び1807年パリに移住。『神経系全般とくに脳の研究』（1808）。

6）**ブローカ** Broca, P（1824-80）はフランスの外科医。人類学，催眠にも関心をしめした。

1) ウェストファル
Westphal, K (1833-90)
はドイツの神経精神科医。
ベルリン大教授。「広場
恐怖」(1870)。

2) マイネルト Mey-
nert, T (1833-92) はオー
ストリアの精神科医, 脳
解剖・神経病理学者。ウ
ィーン大教授, 一時フロ
イトの師であった。アメ
ンチア, 基底核に名を残
した。『精神医学』(1884)。

3) ウェルニッケ Wer-
nicke, K (1848-1905)
はブレスラウ (現ポーラ
ンド) 出身の神経精神科
医。ハレ大教授。失語,
片麻痺, アルコールの幻
覚症と脳症に名を残し
た。
『精神医学概論』(1896)。

4) クライスト Kleist,
K (1879-1960) はドイ
ツの神経精神科医。フラ
ンクフルト大教授。『大
脳病理学』(1934)。

5) レオンハルト Leon-
hard, K (1904-88) はド
イツの神経精神科医。東
ベルリンの教授。『内因
精神病の分類』(1957)。

6) セーチェノフ Se-
tchenov, I (1829-1908)
はロシアの生理学者。サ
ンクト ペテルブルクの
教授。『脳の反射』
(1863)。

在論の歴史がはじまる。今日ではより広く**神経心理学** neuro-
psychology, 高次脳機能学, 行動神経学などと呼ばれる立場は,
さまざまな精神障害のモデルを脳の中枢と経路に求めようとす
る。この傾向はグリージンガーを継いだウェストファル[1]には
じまり, 1880年代以降のドイツ語圏に著しい。

マイネルト[2]は解剖所見を精神医学に拡大適用し, 脳の形態
に心理解釈をかさね合わせた。その精神医学教科書には「構造,
機能, 栄養にもとづく前脳病の臨床」という意味深長な副題が
ついている。彼は自我中枢が基底核を制御する大脳皮質にあり,
投射線維は知覚を構成する一次自我, 連合線維は人類の進歩と
個人の自由を保障する二次自我となり, 皮質の充血と虚血が躁
うつをもたらすと考えた。

マイネルトに学んだウェルニッケ[3]は1874年感覚(性)失語を
記載し, 20世紀初頭に脳地図を作成した。彼は失語図式(p.82)
をもとに精神医学を皮質間の科学, 精神病を超皮質障害とみて
おり, 脳の前方に表出, 後方に受容機能があり, 精神症状を精
神反射弓の3要素(精神感覚, 精神運動, 精神内界), 3つの機
能障害(過剰, 低下, 変容), 3つの観念内容(自己, 外界, 身
体)の組み合わせから説明しようとした。意識とは皮質に蓄え
られた記憶心像の総体であり, 連合路の破綻(セジャンクショ
ン)によるエネルギーの逆流から自生思考, 幻覚, 関係妄想な
どが生じるという。

ウェルニッケの弟子クライスト[4]は, クレペリンの2大精神
病の分類にくみせず, 1921年遺伝変性による統合失調症のほか
に, 脳幹の損傷が推定される不安精神病, 錯乱精神病, 運動精
神病などを記載した。レオンハルト[5]がこれを継承し, 1960年
代に内分泌・代謝障害による非定型精神病の概念を発展させ,
わが国の奥田三郎(欠陥の分類), 満田久敏(遺伝形式)らに影
響をあたえた。

ロシアにはドイツ語圏からの影響とネルヴィスム(たえず変
化する生体を神経系が統一する)の伝統があり, セーチェノフ[6]
は大脳機能を反射で説明し精神現象を客観的に捉えようとした。

パヴロフ[1]がこれを発展させ，巧みな実験手技をもちいて高次神経活動（条件反射）学説を築いた。精神活動は皮質第1信号系（光・音刺激による），皮質第2信号系（言語刺激による），皮質下系の相互作用であり，さまざまな精神症状は層をなす3つの系の興奮と抑制，部分興奮（ドミナント），不完全な抑制（相状態）などから説明される。

　クレペリンがフランスに紹介されたのは1887年ころ，早発痴呆概念は1899年に導入された。20世紀初頭のフランス精神医学は，統合失調症を他国のように拡大せず，およそクレペリンが5版に記載した早発痴呆の範囲に限定し，人格にくずれの少ない残りの部分に独特な慢性妄想病群を展開した。セリューとカプグラの解釈妄想病と復権妄想病，バレの慢性幻覚精神病，デュプレの空想妄想病などである。いずれも病的な体質を基盤とし，妄想を形成するメカニズムが加わって発病する**体質的機械論**である。セグラ[2]は失語図式をもとに内言語が衝動性をおびて発語のかたちをとる言語性精神運動幻覚を記載した。

　フランスにおいて最も徹底した機械論を展開したのはクレランボー[3]である。彼は力動精神医学が浸透しつつあった両大戦間の1920年に，時代錯誤的な精神自動症を提唱した。患者に唐突に押しつけられる干渉現象のことで，中立的なものから具体的なものへ，仮性幻覚から幻覚へ機械的に進展し，妄想はこれらを説明するかたちで遅れて現れる。原因は感染，中毒などの脳病で，年齢と範囲のひろがりに応じて白痴から早発痴呆をへて慢性幻覚精神病まで連続した病気と考えている。

　20世紀後半になると局在論，機械論は衰退するが，装いを新たに繰り返し復活する。1950年代のペンフィールドによる大脳皮質の機能局在はもとより，統合失調症の基本症状を間脳に座をおくアチモルミーとみるフランスのギロー[4]，純粋欠陥やこれをもとにした体感異常型を脳幹に結びつけるドイツのフーバーの立場は一種の局在論である。1960年代にアメリカの神経病医ゲシュウィント[5]が，機能分化した領域の連絡が断たれて生じるとした離断症候群は機械論である。さらに精神機能を層構

1）**パヴロフ** Pavlov, I-P (1849-1936) はロシアの生理学者。サンクトペテルブルク軍医学校の薬理学，生理学教授。循環・消化の研究から晩年は精神障害に関心をいだいた。『大脳半球の働きについての講義』(1926)。

2）**セグラ** Séglas, J (1856-1939) はフランスの精神科医。ビセートル，サルペトリエール病院医長。『臨床講義録』(1895)。

3）**クレランボー** Gatian de Clérambault, G (1872-1934) はフランスの精神科医。パリの警察医務院勤務。『著作集』(1942)。

4）**ギロー** Guiraud, P (1882-1974) は南仏出身の精神科医。サンタンヌ病院医長。『一般精神医学』(1950)。

5）**ゲシュウィント** Geschwind, W (1926-84) はアメリカの神経病医。ボストン大教授。「動物とヒトの離断症候群」(1965)。

1) **ルリア** Luria, AR (1902-77) はロシアの心理学者。モスクワ大心理学教授。『人間の脳と心理過程』(1963)。

2) 全体論は1926年南アフリカの哲学者スマッツがもちいた。

3) **マリー** Marie, P (1853-1940) はフランスの神経病医。サルペトリエール病院教授。1893年「神経病学雑誌」創刊。

4) **モナコフ** von Monakow, C (1853-1930) はスイスの神経病医。チューリッヒ大教授。1917年「スイス精神神経学雑誌」創刊。『神経病学と精神病理学研究における生物学序説』(1928)。

5) **ワイツゼッカー** von Weizsacker, V (1886-1957) はドイツの内科医。医学的人間学を探求した。『ゲシュタルトクライス』(1940)。

6) **レヴィン** Lewin, K (1890-1947) はドイツの心理学者。ベルリン大教授。1932年アメリカへ移住。『トポロジー心理学の原理』(1936)。

7) **西丸四方** にしまるしほう (1910-2001) は東京出身の精神科医。信州大教授。『精神医学入門』(1949)。

造の構成コンポーネントからなるとするルリア[1]の力動的局在論もあり，神経心理学領域のリハビリテーションにとり入れられた。

7) 全体論と人間学

生命現象を要素に分割するのではなく，生体全体の優位を主張し，人間に動物をこえる存在意義をあたえる立場を**全体論** holism という[2]。精神現象を脳の特定部位に帰する局在論，刺激による反射・反応とみなす機械論に対立する。失語の単一性を主張するマリー[3]，空間的な病変局在と時間的な機能局在を区別したモナコフ[4]らは，神経病の領域でいきすぎた局在論をいましめる役割をはたした。

両大戦間のドイツにおこったゲシュタルト心理学は，全体を部分の総和以上であるとする。ゴルトシュタインは限局した脳損傷は生体の全体的変容をもたらすと考えた。ワイツゼッカー[5]は運動と知覚，主体と客体，内界と外界，目的と因果などの二分対立を解消し，これらを円環構造のうちに包括的に捉えようとする。レヴィン[6]はトポロジー心理学を発展させ，コンラートは意識障害をもつ患者には前景と後景，形と地の区別がつかなくなるとし，ここから症候性精神病や統合失調症の症状を説明した。マトゥセックは妄想知覚に，西丸四方[7]も幻聴の説明にゲシュタルト心理学をもちいている。

ベルナール[8]は1854年，生体が外部環境に対して熱力学的に不均衡な**内部環境** milieu intérieur をもつことをしめした。キャノン[9]はこれを**恒常性（ホメオスタシス）** homeostasis の概念に発展させ，有害な心理状況に体が自律神経を介して防御反応をおこすしくみを研究した。ストレス学説であり，心身の生理学的全体論でもある。コルサコフは精神病を内外の刺激による脳を含めた生体の生理機能変化と考えた。ロシアの伝統をふまえているが，決定論でないところが全体的，力動的である。ホッヘ[10]はクレペリンの疾患単位に反対し，生まれつきそなわった反応形式があらわれる層的な症候群学説を唱えた。

人間を要素に分割できない総体とみて，精神障害を人間全体の構造変容として把握しようとする立場を**人間学** anthropology といい，シェーラー[1]の哲学的人間学，ハイデガーの存在論などを根拠においている。ヤスパースは精神医学と哲学の混合に一貫して批判的な立場をとり続けたが，実存主義，現象学などの哲学，力動精神医学，キリスト教神学をとりいれて，病める一個人の生きかたをたどることで了解の範囲をひろげ，過程概念をのりこえようとする試みでもある。

フランクル[2]は強制収容所体験をもとに，自由と責任をもち価値を実現しようとする人間の意味への意志が阻止されると，実存的欲求不満が生じて発病すると考えた。その立場は実存分析と呼ばれる。

ミンコフスキー[3]は，ベルクソンの哲学をもちいてブロイラーの自閉概念を発展させ，統合失調症の基本症状として1927年「現実との生きた接触の喪失」を提唱した。統合失調症では人格が外界と調和をとりながら発展する心的生活の動的要素が消滅するために，柔軟性のない病的合理主義になるとする。

ビンスワンガー[4]は，現象学，シェーラーやハイデガーの哲学をもとに，1940年代後半から50年代前半にかけて**現存在分析** Daseinsanalyse を築いた。統合失調症になると自然な経験の一貫性が解体するので，患者はものごとや人間関係，自分自身に不都合がおこり安らかに逗留することができない。こうした危機をたて直そうとする試みがこだわりや妄想となり，思い上がった理想をつくる。この理想と現実とのギャップから all or none の極端な二者択一の葛藤が生じ，患者はそれに自己をすりへらして現実から逃避し，やがて自己決断を放棄して他者に身をゆだねることになるという。

ブランケンブルク[5]は，統合失調症の基本症状として1971年「自然な自明性の喪失」を提唱した。自然な自明性とは，状況判断や他者との相互理解を可能にする経験以前の常識，コモンセンスに近いもので，これがうしなわれた患者は生活世界の間主観性（経験的な自他関係をこえた超越的な共同化）が構成でき

p.36 8）**ベルナール** Bernard, C（1813-78）はフランスの生理学者。パリ大教授。『実験医学序説』（1865）。

p.36 9）**キャノン** Cannon, WB（1871-1945）はアメリカの生理学者。ハーヴァード大教授。『痛み，飢え，恐怖，怒りにおける身体変化』（1915）。

p.36 10）**ホッヘ** Hoche, A（1864-1943）はドイツの精神科医。フライブルク大教授。「精神医学における症候群複合の意義」（1912）。

1）**シェーラー** Scheler, M（1874-1928）はドイツの哲学者。『倫理学における形式主義と実質的価値倫理学』（1913-16）

2）**フランクル** Frankl, VE（1905-97）はオーストリアの精神科医。ウィーン大教授。『死と愛』（1946）

3）**ミンコフスキー** Minkowski, E（1885-1972）はロシア生まれの精神科医。サンタンヌ病院勤務。『生きられる時間』（1933）

4）**ビンスワンガー** Binswanger, L（1881-1966）はスイスの精神科医。クロイツリンゲンの私立ベルヴュ病院長。『夢と実存』（1930）。叔父ビンスワンガーOはイエナの精神科教授。

p.37 5）**ブランケンブ ルク** Blankenburg, W （1928-2002）はドイツの 精神科医。マールブルク 大教授。『現代薬物療法 批判』（1962）。

1）**木村 敏** きむらびん （1931-）は和歌山の医家 出身の精神病理学者。京 大教授。『あ い だ』 （1988）。

2）**テレンバッハ** Tel-lenbach, H（1914-94） はドイツの精神科医。ハ イデルベルク大教授。 『メランコリー』（1961）。

ない。木村 敏[1]は統合失調症患者に自己の個別的自己性が成 立しないとみている。

　力動精神医学による生活史の重視は，第二次大戦後のドイツ に**発病状況論**（環境因）という視点をもたらした。フランクフ ルトのツットとクーレンカンプは1950年代に，統合失調症を生 活秩序（地位，住居など）の喪失から発病するとみる了解人間 学をとなえた。発病状況論はむしろ躁うつ病領域で成果が大き く，引越しうつ病，荷おろしうつ病，根こぎうつ病，消耗うつ 病，喪失うつ病などの一連の誘発うつ病（p.113）が知られる。 テレンバッハ[2]は，1961年メランコリー親和型を提唱し，病前 性格と誘発状況を包括的に捉えたうつ病の発病状況論を展開し た。こうしたみかたは，うつ病における了解を拡大するととも に，内因うつ病と心因うつ病の境界を不鮮明にした。

8）力動精神医学の発展と反精神医学

　精神分析は1910年代からまずオーストリアとハンガリー，つ いでヨーロッパ諸国に徐々に浸透したが，精神医学への影響は 限られた範囲にとどまっていた。当初の反発は，反ユダヤ主義 というより，性欲の強調とロマン主義的な印象にあったといわ れる。フロイトは『トーテムとタブー』（1912-13）から人類・ 社会学問題にとりくみ，『快原理の彼岸』（1920）で対立する生 と死の本能を論じ，『自我とエス』（1923）で超自我・自我・エ スの第二局所論をしめした。『制止，症状，不安』（1926）にお いて不安は性的な色彩を脱し，その学説は無意識にかわって自 我の役割が強調されるようになる。

3）**クロード** Claude, H （1869-1945）はフランス の神経精神科医。サンタ ンヌ病院教授。『早発痴 呆，類統合失調症，統合 失調症』（1924）。

　クロード[3]は1922年サンタンヌ病院に，急性や軽症例を扱う 外来部門と開放病棟を設置した。精神分析に批判的であったが， 折衷的な立場から1923年に分析療法の外来をもうけている。 1926年パリ精神分析協会が創立するが発展しなかった。フロイ トの著作がロシア語に訳されたのは十月革命以後であり，はじ めは唯物論に一致する点が評価された。しかしパヴロフの考え が支配的になると1930年代以降のソ連では攻撃され消滅した。

後の米ソ冷戦期に2つの理論は激しく対立するが，どちらも状況因的決定論という意味では共通するところがある。

アブラハム[1]は，1910年ドイツにはじめてベルリン精神分析学会を設立した。活動は孤立していたが，後にここを経由してフロム，ホーナイ，ラド，アレキサンダー，クラインらが海外で活躍する。1933年ヒトラーが政権をとると，フロイトの著作は公式に焼却され，「生きるに値しない」精神病患者の断種を義務づける法律が公布された[2]。対象となったのは精神遅滞，統合失調症，躁うつ病，てんかん，ハンチントン舞踏病，遺伝性の盲と聾，身体形態異常，重度のアルコール症であり，およそ36万人が犠牲になった。第二次大戦にかけてドイツ，オーストリアの大学で多くの医師，学者が免職，追放された。このことはドイツ精神医学にはかりしれない打撃をあたえるとともに，他方では1938年フロイトのロンドン亡命をはじめ，多数の精神分析医が国外に逃れ，とくにアメリカへの移住が精神医学に新たな展開をもたらした[3]。

マイヤー[4]は個人を生物・心理・社会的要素の集合体と考える精神生物学の立場からアメリカ精神医学に繁栄の基礎を築いた。彼は精神障害を生活史上の体験に対する一種の不適応反応と考えたが，その影響は1952年アメリカ精神医学会による精神障害の診断と統計マニュアル初版（DSM-I）に統合失調症反応，情動反応の名称で残っている。クレペリン，ブロイラーを紹介し，精神分析には批判的であったがフロイトに会いその活動を支持した。1913年病院，診療所，警察，学校などが連携して精神障害の治療・予防・アフターケアにあたる構想を発表したが，これが今日の**精神保健** mental health あるいは**精神衛生** mental hygiene 活動のはじまりである。彼は教育にも関心をもち，卒後教育プログラムを改善するとともに精神医学の専門性を高めた。こうした姿勢がアメリカに力動精神医学をうけいれる基盤をつくり，こころの健康に共同体でとりくむ多元的理念につながった。

1909年ただ1度，講演のため渡米したフロイトは厚遇された

1) **アブラハム** Abraham, K（1877-1925）はドイツで最初の精神分析医。「女性の去勢コンプレクスについて」（1918）。

2) 遺伝病質をもつ後世代の予防法（1933年7月6日公布）。

3) 大学，研究所で働く精神科医の30％が亡命した。

4) **マイヤー** Meyer, A（1866-1950）はスイス出身の神経精神医。ジョンズ ホプキンス大教授。

1）**フロム** Fromm, E（1900-88）はフランクフルト出身の精神分析医, 社会心理学者。1933年アメリカ, 1949年メキシコに移住。コロンビア大教授。『自由からの逃走』（1941）。

2）**ホーナイ** Horney, K（1885-1952）はドイツ出身の精神分析医。1932年アメリカに移住。フロイトに批判的でアメリカ精神分析研究所を主宰。『自己実現の闘い』（1950）。

3）**サリヴァン** Sullivan, HS（1892-1949）はアメリカの精神科医。ニューヨークで開業。『現代精神医学の概念』（1945）

4）**フェダーン** Federn, P（1871-1950）はウィーンの精神分析医。古沢平作, シュウィングを教育。1938年アメリカに亡命。内省現象学的な自我心理学と精神病の心理療法を探求。『自我心理学と精神病』（1953）。

5）**コフート** Kohut, H（1913-81）はウィーン出身の精神分析医。シカゴを拠点に自己愛障害理論を確立。『自己の修復』（1977）。

6）**アレキサンダー** Alexander, F（1891-1965）はブダペスト出身の細菌学者, 精神分析家。『心身医学』（1950）。

ものの, アメリカにおける精神分析の将来に悲観的な印象をいだいたらしい。フロム[1], ホーナイ[2]らは, 個人の発達とそれに影響する対人関係を重視し, **新フロイト派** neo-Freudian と呼ばれる。ここから1950〜60年代に, リッツの夫婦関係の病理, ベイトソンの二重拘束説（ダブル・バインド, 2つのレベルで伝えられる矛盾したメッセージが受け手を混乱させる）, ウィンの偽相互性（家族間にうらおもてがあり個人が犠牲になる）など一連の家族研究へと発展する。フロム・ライヒマンは1948年に, 支配的, 操作的, 過保護で拒否的な母親の態度が子どもを発病させるとして統合失調症をつくる母という語をもちいた。

サリヴァン[3]は精神障害を歪んだ対人関係から生じる不適応反応とみて親子関係を重視した。強い不安にさらされると自己システム（対人関係のなかで自己を安定させる）の機能が破綻し, 解離に失敗して自閉・幻想的な体験様式へ退行する。統合失調症の患者は初期の緊張病段階を, 妄想的に解決するか, あるいは破瓜病的荒廃におちいることで合理化して脱するという。

フロイトが晩年に到達した**自我心理学** ego psychology は娘のアンナ・フロイト, フェダーン[4]らにより体系化された。自我自律性を唱えたハルトマン, 同一性理論のエリクソン, ナルチシズムを重視する自己心理学のコフート[5]らがこれにつらなる。シカゴに精神分析研究所を設立しこの分野に指導的役割をはたしたアレキサンダー[6]は, 心身症を研究し**心身医学** psycho-somatic medicine に道をひらいた。

クラインは, 前エディプス期の対象関係（母子関係）を重視し, 乳幼児の不安や攻撃衝動を中心とする精神発達理論をたてた。この**対象関係論** object relations theory はイギリスで, 自我本来の対象希求性を主張するフェアベーン, 依存から独立する中間段階の移行対象を論じたウィニコット[7], 排他的二者関係を特徴とする基底欠損を提唱したバリントらがおしすすめた。

第二次大戦後の力動精神医学は, 自我心理学と対象関係論を中心に発展した。1940年代にアメリカ精神医学会の会員数はすでに3千人をこえ, 若い精神科医の大半が精神分析をめざした。

精神分析がドイツやフランスの精神医学に広く浸透するのは1960年代からである。そうしたなかでラカン[1]はフロイトへの回帰をもとめ、無意識が言語のように構造化されたものと考え、生後6〜18か月の乳幼児が自我の想像的要素を形成する鏡像段階を重視した。

精神医学が医学の範囲をこえて拡大する**脱医学化** demedicalization の動きは、1940〜60年代のアメリカで発展した。力動精神医学の解釈と了解は、患者の症状や生活史にとどまらず、人格や社会の形成、教育、政治、文化、国際関係にまで及ぶようになった。ベネディクトの『菊と刀』(1946)、ミード[2]の『男性と女性』(1949)、エリクソンの『青年ルター』(1958)などの著作が知られる。

アメリカの精神保健運動は1946年に設立された国立精神保健研究所（NIMH）を中心に展開された。大学における精神医学講座の設置（当初の主任はほぼすべて精神分析家）、関連研究の支援、地域精神医学の拡大などである。こうした活動の推進は、精神医学の社会的重要性を一般に広くいきわたらせるとともに治療構造にも変革をもたらした。看護師、臨床心理士、ソーシャルワーカー、栄養士、作業療法士らが治療に参加するチーム医療あるいは機能平等主義は、ときに役割の混乱をまねき、精神科医の地位や質を相対的に低下させた。

反精神医学 antipsychiatry は、1960〜70年代に既存の精神病概念へ異議をとなえ、精神医学そのものを否定する動きである。イギリスのレイン[3]、クーパー、アメリカのサズ、フランスのマノーニ、イタリアのバザーリア[4]らが代表として挙げられる。

レインらは、病気を本来の自己を発見する自立への旅と考える。患者は家族内の葛藤や欺瞞の犠牲になったもので、統合失調症という診断は精神科医のレッテル貼りにすぎず、医療と称する一種の暴力とみている。1965〜71年ロンドンに運営された治療施設キングズリーホールでは、家族や社会から疎外されて発病した患者が、病気を自由に展開することで本来の自己に立ち戻るという思想から、薬物などの治療を一切排除し、医師と

p.40 7）**ウィニコット** Winnicot, DW (1896-1971) はイギリスの児童精神科医。パディントングリーン小児病院を拠点に独自の対象関係論を確立。『遊ぶことと現実』(1971)。

1）**ラカン** Lacan, J (1901-81) はフランスの精神分析医。1964年パリフロイト派を組織。『パラノイア精神病』(1932)。

2）**ミード** Meed, M (1901-78) はアメリカの文化人類学者。ニューヨーク自然博物館部長。南太平洋の民族調査から文化と人格形成を論じた。『マヌス族生態研究』(1930)。

3）**レイン** Laing, RD (1927-89) はイギリスの精神科医、実存分析家。『引き裂かれた自己』(1960)。

4）**バザーリア** Basaglia, F (1924-80) はヴェネツィア出身の神経精神科医。ユーゴスラヴィアとの国境ゴリツィアの精神科病院につとめ1971年トリエステで民主精神医学連合を結成。『精神医学とは何か』(1967)。

患者の区別も設けず共同生活がおこなわれたという。

　反精神医学は，了解範囲を拡大する力動精神医学や家族研究の延長上に，精神医学の脱医学化を過激な形でおしすすめたものである。その背景には旧体制，管理社会への抗議や改革運動があり，フーコー[1]らが指摘するように18世紀以来，西欧合理主義の上に築かれた近代精神医学への批判という側面もある。イタリアでは1978年に国立精神科病院廃止の動きにつながった。

9）再医学化の流れ

　脱医学化の極に達した精神医学が**再医学化** remedicalization に向かう分岐点は1960年代半ば，力動精神医学にかわり生物学的精神医学が目に見えるかたちで台頭するのは1970年代からである。その背景に，脳波［ベルガー1929］やペニシリン［フレミング1929］の発見をはじめ，マラリア療法［ワグナー　ヤウレック1917］，インスリンショック療法［ザーケル1933］，カルジアゾルショック療法［メドゥナ1935］，ロボトミー［モニス1936][2]，通電（電気けいれん）療法［チェルレティ1938］，向精神薬［ドレー1952］など，脱医学化の時期に蓄積された**身体療法** physical treatment の開発がある。

　なかでも向精神薬の導入による**薬物療法** pharmacotherapy あるいは**精神薬理学** psychopharmacology は２つの大きな成果をもたらした。ひとつは治療構造を変化させ患者の社会復帰を促進したことである。これまでみてきたように患者を解放する思想は古くからあり，さまざまな試みがくりかえしなされてきた。向精神薬は，入院主体の治療から地域医療へ，隔離収容から共存への流れを明瞭に具体化した。総合病院内の精神科外来と病棟（専門性の高い30床以下の小規模病棟），職場や居住地近くの外来診療所，社会再適応への中間施設（福祉ホーム，生活訓練施設）などの設置は，薬物療法の普及なしには不可能である。

　もうひとつは神経伝達物質，受容体などによる病態の生理・生化学仮説を可能にしたことである。**モデル精神病** model psy-

1) **フーコー** Foucault, M（1926-84）はフランスの構造主義哲学者。「ピネルやテュークたちは，隔離収容という古い習慣の鎖をほどいたのではない。かえってその鎖を狂人のまわりにしめつけたのである」『精神疾患と心理学』（1954）。

2) **モニス** Moniz, E（1874-1955）はポルトガルの神経病医，政党党首，大臣，外国駐在大使。『精神病治療における外科的試み』（1936）。

chosis あるいは**実験精神病** experimental psychosis は，古くハ
シッシュによるモロード トゥール[1]にはじまり，幻覚剤（メ
スカリン，LSD），覚醒剤などによる研究が今日なお続けられて
いる。薬物がシナプス伝達に作用をもつことは1950年代後半に
知られはじめ，60年代における統合失調症のドパミン仮説，う
つ病のモノアミン仮説などにつながる。初期の単純なモデルは
いくども修正され，80年代にはクロウ[2]による統合失調症2病
型説などが現れた。その本体に議論はあるが，今日ではほとん
どの精神科医が内因精神病ばかりでなく，ストレス反応，
PTSD などの心因性精神障害にも何かしら生物学的基盤を認
め，治療に薬物をもちいている。

　再医学化の流れは脱医学化のもっとも強かったアメリカで急
速に進行した。第二次世界大戦後は政治，経済，軍事，科学の
いずれにおいてもアメリカが世界をリードし，ソ連の崩壊，ユ
ーロ圏の誕生，同時多発テロ，中国の台頭，中東情勢の混迷な
どの影響をうけながらも一定の優位を保ち続けている。現在活
動している精神科医の1/4はアメリカ人であり，精神医学のた
めに世界中で費やされる資金総額のおよそ1/2をアメリカが占
め，学術雑誌の大半は英語で出版されている。みかけ上は正反
対の脱医学化と再医学化はともに，中期的展望にもとづく実用
主義，楽観的な単純化など，よくも悪くもアメリカという国の
もつ特質と無関係ではないだろう。

　こころや意識ではなく，行動を対象とし自然科学をめざす心
理学の立場を**行動主義** behaviorism という。ラメトリ，パヴロ
フなどの考えをもとに1913年ワトソン[3]が提唱したが，動物と
人間に基本的差異をみとめず，客観的な観察と実験をもとに刺
激（S）と反応（R）の相関関係 R = f（S）をもとめようとす
る点で機械論である。1927年ブリッジマン[4]は，概念とは対応
する一群の操作 operation と同義であると述べた。概念のもつ
内包的な意味を消し具体的な実験操作でしめすことであり，こ
れが行動主義にとり入れられ，後の操作的診断につながる。ス
キナー[5]は1930年代に実験装置（スキナーの箱）をもちいて動物

1）**モロード トゥール**
Moreau de Tours
(1804-84) はフランスの
医師。患者の転地療養に
同行してアラビア各地を
旅行。『ハシッシュと精
神病について』(1845)。

2）**クロウ** Crow, TJ
(1938-) はイギリスの
精神科医。オクスフォー
ド大教授。統合失調症2
型説，ウイルス感染説，
認知障害説など。

3）**ワトソン** Watson,
JB (1878-1958) はアメ
リカの心理学者。ジョン
ズ ホプキンス大教授。
動物実験による客観的行
動心理学を確立。『行動
主義』(1925)。

4）**ブリッジマン** Brid-
gman, PW (1882-1961)
はアメリカの物理学者。
ハーヴァード大教授。高
圧下の物理現象を研究。
『現代物理学の論理』
(1927)。

5）**スキナー** Skinner,
BF (1904-90) はアメリ
カの心理学者。インディ
アナ，ハーヴァード大教
授。『自由への挑戦』
(1971)。

の欲動を観察し，生体内に自発的におこるオペラント条件づけの概念を確立した。

オペラント条件づけは，薬物と結びついて行動薬理学，動物モデルなどに発展する一方，**行動療法** behavior therapy への道をひらいた。1958年ウォルピが提唱した行動療法は，行動の解釈をおこなわず，系統的脱感作など生体の外からはたらきかける点で力動精神医学に対立するものである。当初は恐怖症を対象とした行動療法は，精神分析の衰退にあわせて急速に対象と技法を拡大し，再医学化の流れにのった。

1）ドレー Delay, J（1907-87）はフランスの精神科医。サンタンヌ病院教授。『記憶の解体』（1942）。

1950年ドレー[1]が会長をつとめ第1回世界精神医学会がパリでひらかれた。主要なテーマは精神病理学（妄想），臨床精神医学（心理検査），脳生物学（ロボトミー），生物学的治療（ショック療法），精神療法（精神分析），社会精神医学（遺伝，優生学），児童精神医学であった。ロボトミー（前頭葉白質切截術）は創始者が1949年ノーベル賞を受賞したにもかかわらず，この時すでに批判的な意見が出されている。精神薬理学はまだ誕生しておらず，向精神薬のもたらす後の発展も取り上げられていない。2000年に50周年の記念学会が再びパリでひらかれた。

実証的な研究は1950年代後半から現れはじめた。コンピューターの導入は，一方で**評価尺度** rating scale をもちいた多数例の統計処理を可能にし，他方では**画像診断** diagnostic imaging に道をひらいた。X線をもちいたコンピューター断層撮影（CT）が開発されたのは1970年代前半である。その後，さらに磁気共鳴画像（MRI），単光子断層撮影（SPECT），ポジトロン断層撮影（PET）などが開発され，生体脳の細部や物質変化が目に見えるかたちで捉えられるようになった。

力動精神医学，行動主義，パヴロフ理論はいずれも状況論，環境論であり，これに対立する体質論の典型は**遺伝学** genetics である。1916年リュディン[2]は古い体質論を脱してメンデルの手法を統合失調症にはじめて適用した。また双生児研究をとり入れ精神障害の遺伝研究に道をひらいた。しかし遺伝学は，本来もっている悲観的な印象に加えて，ナチの断種を連想させ，

2）リュディン Rüdin, E（1874-1952）はスイスの精神科医。ミュンヘン遺伝研究所長。経験的遺伝予後，初老期赦免妄想を提唱。優生学と断種を支持。『早発痴呆の遺伝と発生』（1916）。

状況論の台頭するなかで停滞を余儀なくされ，再医学化の流れに遅れて登場した。

1953年ワトソンとクリックによりDNAモデルが提出され遺伝情報が明らかになると，精神障害における遺伝要因に関心が高まるようになった[1]。1966年アングストとペリスは各々別に躁うつ病の単極型と双極型で遺伝形式が異なることをしめし，1968年ローゼンタールとケティは養子縁組をもちいて統合失調症の遺伝要因を明らかにした。これは同時に，力動精神医学が重視しなかった症候学や疾患分類にふたたび目を向けさせ，**診断基準** diagnostic criteria の明確化を要請するものであった。

1980年アメリカ精神医学会が刊行した精神障害の診断と統計マニュアル第3版（DSM-Ⅲ）はこうした動きを反映したものである。DSM-Ⅲの基本姿勢は病因論仮説を排除し，実用的かつ操作的な診断基準を設定したところにある。分類の基礎を記述的な症候学におき，身体・心理・社会的要因の情報を補う多軸システムが採用されている。神経症というカテゴリーは消滅し，内因うつ病は大うつ病，抑うつ神経症は気分変調症と名が変えられた。統合失調症の範囲は狭くなり，従来このなかに含まれていたいくつかの病気は躁うつ病（感情障害）とパーソナリティ障害に入り，結果としてこれらの範囲が拡大した。アメリカにおける体質論，疾患分類への回帰は新クレペリン主義などと呼ばれる。

DSM-Ⅲは10か国語以上に翻訳され世界的なスタンダードになるとともに，1992年のWHO国際疾病分類10版（ICD-10）にも大きな影響をあたえた。基本の枠組みは改訂版（DSM-Ⅲ-R），第4版（DSM-Ⅳ）と改訂版（DSM-Ⅳ-TR）に受けつがれ，DSM-5へ発展した。これは1990年代以降の医学界全体に押し寄せた実証化の流れ（**エビデンス医学** evidence-based medicine）にも沿うものである。今日の精神医学は，ヒトのゲノム解析[2]とともに精神障害の責任遺伝子探求，脳の生化学，生理学を中心に，遺伝子修復や再生医療を視野にいれた生物学的精神医学が主流になっている。

1）ヒトの細胞核には23対の染色体（常染色体22，性染色体1）があり，ほぐすと4種の塩基からできたDNAの長いひもになる。ヒト染色体の全塩基数は30億，遺伝子は2万〜2万5千といわれる。

2）ゲノム genome とは遺伝子 gene と染色体 chromosome をつなぎ合わせた造語で，生物の設計図のことである。ヒトゲノム国際事業団は2005年ヒト全染色体におけるDNA塩基配列の解析を完了した。

10）わが国の精神医学

　狂気は古事記，日本書紀など神話の世界のなかで多夫礼，久流比，毛乃久流比と記されている。文献上は『養老律令』(718) に癲癇狂の名で法的な処置として登場する。篤疾（重い病気）のひとつで，税が免除され刑が軽減されたらしい。833年の律令注釈書『令義解』に「癲は地にたおれ涎沫を吐き覚ゆることなし，狂は妄触して走るごとく，あるいは自ら高貴とし聖神と称するもの」と記載され，てんかんと精神病を含むらしいことがわかる。

　わが国最古の医書である平安時代の『医心方』(982) には中風のなかに癲病，狂病の記載がある。原因として鬼などの超自然説をとらず，血脈の乱れによる生理学的説明になっている。『日本霊異記』(822)，『源氏物語』(1006-11)，『今昔物語』(1120) には物の怪[1]，狐つきが登場するが，これらを退散させるために加持祈禱がおこなわれた。

　中世の医師，曲直瀬道三[2]は1574年『啓廸集』を著した。病気の原因は体内にあり，癲や狂は高すぎる願望がかなえられず痰火が盛んになるためにおこるもので，七情（喜怒憂思悲恐驚）が乱れる狂には薬物ではなく情志をもって治療すべきであるとした。情志療法は賢い医師のみがおこないうるとも述べているが，精神療法のはじめての記載である。こうした独創が散見されるものの，このころの精神医学はおおむね中国医学を理解し伝えるレベルにとどまり，わが国独自の医学が開花するのは江戸中期まで待たねばならない。

　江戸初期に活躍した福岡藩の儒家貝原益軒 (1630-1714) は独学で医術と本草学を学び『養生訓』(1714) を著した。ここには「病を早く治せんとして，いそげば，かえって，あやまりて病をます。保養はおこたりなくつとめて，いゆる事は，いそがず，その自然にまかすべし」とあり，自然治癒力を重視する姿勢がみられる。香月牛山[3]は著書『牛山活套』(1778) のなかで鬱症，癲狂，健忘症，邪祟（つきもの）などを記載した。彼の立場は李朱医学にもとづく後世派とされる。

1）「ものに襲はるる心地して　驚き給へれば灯も消えにけり」『源氏物語・夕顔』。

2）曲直瀬道三まなせどうさん (1507-94) は京都出身の僧，医師。中国の李朱医学を修め秀吉，家康らの信任を得た。「憂いにより肺を傷り癲癇を発したる者は，喜びによりこれを勝たせ怒りによりこれを解すべきである」『啓廸集』。

3）香月牛山かつきぎゅうざん（ござん）(1656-1740) は筑前出身の医師。貝原益軒に儒学，鶴原玄益に医学を学び中津藩医となり後に京都で開業。『老人養草』。

江戸中期に後世派を思弁的と批判し『傷寒論』などの中国古典に還り，実証を重視する立場を**古方派**と呼ぶ。この立場にたつ後藤艮山[1]は，書物からはなれて実地に学ぶ臨床医学を重視したことで知られる。すべての病気は天地をめぐる一気が滞ることからおこるとする一気留滞説をとなえ多くの門弟を集めたという。治療は温泉，熊の胆，灸をもちいた。

艮山の弟子，香川修庵[2]は臨床に徹し，その独創的なみかたは国学者本居宣長にも影響をあたえた。儒医一本論をとなえた『一本堂行餘医言』（1807）のなかで精神障害の詳しい記載をしており「人に会うのを嫌い，憂い悲しみ，人が自分の悪口を噂すると疑い，気にしておどおどする」などは，うつや妄想を思わせる。およそ30例記載された不食は，神経性無食欲症の世界的にもっとも早い記載である。これまで驚，癲，狂などと呼ばれたものは，癇というひとつの病気の表現にすぎないとみているところは，ファルレや単一精神病の考えに近い。彼によると腹裏のしこりが上につきあがって心気を圧迫し，さまざまな症状を起こすという。精神病は狐つきではなく，小児の精神病も存在するとの記載もある。治療は下気（気をおろす）のために灌水（水をそそぐ），吐剤をもちいた。

禅僧から医師に転じ八戸で社会批判の自然哲学を説いた安藤昌益[3]は，伝統にとらわれず詳しい症状記載をおこなった。進退の相互作用を重視し精神療法の必要を説く立場は，江戸医学のなかでも異彩を放っている。陸奥出身の土田献は1819年わが国最初の精神医学書『癲癇狂経験篇』を著した。精神病の原因を伏熱におき，脈診と腹診で診断し，薬と食事をもちいてかなりの成功をおさめたという。手にあまる患者の処遇は入牢，溜預（非人頭が介護），入檻（私宅で介護，座敷牢）のいずれかであった。

江戸中期から後期にかけて後世派と古方派が混在し，その折衷派が現れ，オランダ医学が強まると蘭漢折衷派などもあった。江戸時代までの精神医学に脳という言葉は登場しない。脳とこころ，精神障害と脳病が結びつくのはヨーロッパ医学が導入さ

1）**後藤艮山** ごとうこんざん（1659-1733）は独学で医学を修め京都で開業し門弟200人を数えた。髪を束ねた医師のスタイルは彼にはじまる。

2）**香川修庵** かがわしゅうあん（1683-1755）は姫路出身の古方派医師。「不食は婦女に多く，他に苦しむところはないが，ただ食べたいと思わない。経過は数日から数月，数年におよぶ。無理に食べさせようとすると吐いてしまう」『一本堂行餘医言』。

3）**安藤昌益** あんどうしょうえき（1703-62）。秋田出身。事物の絶対性を否定し互性活真を主張。「理解をもってその愚迷を暁らしめ，神知これを得さしめ，慎みを守らしめて，異薬を加えこれを治す」『自然真営道』（1752）。

1)「頭の蔵するところ
のものは，脳および意識
なり」『解体新書』。

れ，1774年に杉田玄白らにより『解体新書』が翻訳されてから
である[1]。杉田に学んだ宇田川玄随がゴルテルの内科学を訳し
た『西説内科撰要』(1793)には精神錯乱が脳の運動と記載さ
れているが，その疾病観と治療はガレノスの域を出なかった。

　1868年江戸から明治になると西洋医学が採用された。1874年
の医師免許制により漢方医学は抹消，江戸時代に蓄積された臨
床知見も一掃されることになった。明治政府が国家統一の手本
にしたのはドイツ（プロイセン帝国）であり，医学もここに範
をとった。榊 俶[2]はウェストファルのもとに留学し，1886年
帝国大学医科大学（東京大学）に精神病学を開講した。講義は
グリージンガーに沿っておこなわれたが，学内に精神科施設を
もたなかったため学説の講述にとどまった。相馬事件（旧相馬
藩主の精神障害をめぐるお家騒動）の精神鑑定でも知られる。

2) 榊 俶 さかきはじめ
(1857-97) は東京出身の
眼科，精神科医。帝国大
医科大教授。『麻痺狂と
黴毒との関係』(1896)。

　江戸時代までわが国の**民間療法**は神社仏閣が中心であった。
明治維新前後には全国におよそ30の施設があり，治療手技から
水治療型（静岡の穂積神社，富山の日石寺など）がもっとも多く，
ほかに漢方治療型（岡崎の順因寺，大阪の浄見寺など），読経治
療型（日蓮宗寺院）などに分けられる。このなかには1840年岐
阜の天上寺に精神病患者を収容し，親切な待遇に祈禱と説得に
よる治療を3代にわたりこころみた山本救護所もあり，イギリ
スのテューク一族の活動を思わせる。明治期にはこうしたなか
から，住職や子孫が医師になるなどして民間の精神科病院（大
阪の本多病院，新潟の永井病院など）が設立された。

　京都の北にある岩倉村大雲寺には，11世紀に後三条天皇の皇
女の狂気が霊水と観音信仰で快癒した伝説があり，18世紀中こ
ろから精神障害者が参籠するようになった。やがて周囲に飲食，
宿泊施設がつくられ，介護人がおかれ保養施設に発展した。
1885年に設立された私立癲狂院（岩倉病院）を中心にコロニー
が形成され1930年代にもっとも栄えた。ファミリケアのゲール
とは異なるが，住民が嫌がらず患者を受け入れた点に共通性が
ある。第二次大戦で維持が困難となり，病院の閉院とともにコ
ロニーも消滅した。

　最初の公立精神科病院（癲狂院）は，禅林寺の僧東山天華ら
の尽力で1875年京都に設置された。これに伴い岩倉に滞在禁止
令がでて患者はすべて移送されたが，1882年財政難から癲狂院
が閉鎖されると再び岩倉に戻ることになった。東京では1872年
ロシアのアレクセイ大公来日にあわせて市内の浮浪者一斉取締
りがおこなわれた。その収容先であった養育院内に狂人室5個
が設置され，改組・移転を繰り返しながら1879年東京府癲狂院
（100床）となり，さらに巣鴨病院（300床，院内に東大精神病学
教室開設），松沢病院（700床，東大精神病学教室は本郷に独立）
へと発展した。京都における官民の攻防，東京におけるヨーロ
ッパに似た拘禁型収容施設の誕生は，いずれも近代国家の成立
時に精神科医療をめぐってみられる現象である[1]。

　東京府癲狂院における患者の処遇は当初劣悪なものであった
という。呉 秀三[2]は人道主義を提唱し，ピネルやコノリーを手
本に病院の改革，非拘束治療にとりくんだ。作業療法を推し進
め，外来診療をおこない，1902年精神病者慈善救治会を設立し
奉仕・啓蒙活動をおこなった。それでも入院患者の死亡率は高
かったらしい[3]。彼はまたクラフト・エビングとクレペリンの
体系，ニッスルの組織病理学をとり入れ，わが国の大学におけ
る学問領域を方向づけたとされる。

　相馬事件がひとつの契機となって1900年に精神病者監護法が
施行され，患者の監護義務，入院と私宅監置の手続きが定めら
れた。**私宅監置**とは行政府の許可をうけて患者を自宅に監禁す
ることである。この法律は江戸時代からの慣習的な入檻と国家
公安の介入を組み合わせた折衷的な性格をもっている。1910～
16年呉は実態を調査し，推定14, 5万人の患者にたいし，公私
立あわせた精神科病床数はおよそ5千床にすぎず，私宅監置の
環境や処遇は主に経済的理由から不良なものが多く，その半数
以上が医療をうけていないことを報告した。このとき呉が述べ
た「我邦十何万の精神病者は実に此病を受けたるの不幸の外に，
我邦に生まれたるの不幸を重ぬるものと言うべし」（1918）と
いう言葉は，わが国の医療の遅れを指摘する人たちによく引用

1）福沢諭吉は1862年わ
が国初の遣欧使節団員と
してロンドンのベスレム
病院を視察した。「院内
殊に清楚にして，他病院
と異なり，各処に小禽を
飼い，鉢植ものを置く等，
都て人意を楽しむるを主
とせり」『西航記』。

2）**呉 秀三**くれしゅうぞ
う（1866-1932）は東京
出身の精神科医。帝国大
医科大教授，巣鴨病院長。
漢学の教養から精神医学
用語をつくった。『精神
病集要』（1894-95）。

3）歌人斎藤茂吉（1882
-1953）は1911～16年医
員として巣鴨病院に勤め
た。「暁にはや近からし
目の下につくづくと狂者
いのち終わる」。

される。

1902年呉 秀三，三浦謹之助を中心に**日本神経学会**（のちの日本精神神経学会）が発足したが，研究の大半は脳病理とドイツ語圏の業績紹介であった。当時を代表する石田 昇[1]『新撰精神病学』(1906)，下田光造と杉田直樹『最新精神病学』(1922) などの教科書には，精神病は脳病と明記されている。このころ精神医学は，精神症状を主徴とする脳病をあつかう内科の１領域であった。

1906年帝国議会で官公立医学校に**精神病学科**の設置がきまり，1907年に千葉，愛知，長崎に，大正に入って1914年新潟，16年東北大と日本医大，21年慶應大，25年慈恵医大に精神医学講座ができた。大学病院に精神科病室ができたのは1910年九大を最初に，13年京大，16年東大とおそく，しかも小規模なものであった。

最初の私立精神科病院は1878年東京田町に設けられた加藤瘋癲病院である。1919年私立病院を公立の代用と定めた精神病院法が施行され，大正末から昭和はじめにかけて全国に多くの私立病院が開設された。病院名を脳病院と改称するものも少なくなかった。

精神病の病態としてマイネルトによる脳の充血や虚血が重視され，血流を制御する持続浴，冷却，アヘン，ジギタリス配合などがおこなわれた。これに代る身体療法として持続睡眠療法と発熱療法は1920年代に導入された。前者は睡眠薬を用いて1940年ころはうつ病の第１選択治療であり，後者はマラリアをはじめ硫黄，デング熱などがこころみられた。インスリン，カルジアゾル，電気によるショック療法の導入は1930〜40年代である。同じころ大学からロボトミーの報告も散見される。

森田正馬[2]は1920年代に，ヒポコンドリー性基調（内省的で心身の変化にとらわれやすい性格）と精神交互作用（注意と感覚が交互に作用してますます感覚を過敏にする）から形成される**神経質**（p.173）を提唱した。わが国ではじめての神経症理論である。

1) **石田 昇** いしだのぼる (1875-1940) は仙台出身の精神科医。長崎医学専門学校教授。米国マイヤーのもとに留学中に被害妄想から同僚を殺害，服役後松沢病院に入院。『新撰精神病学』(1906)。

2) **森田正馬** もりたまさたけ (1874-1938) は高知出身の精神科医。東京慈恵医院医学専門学校教授。『神経症ノ本態及療法』(1928)。

　精神分析が通俗的なかたちで紹介されたのは1912年ころといわれるが，学問として導入したのは丸井清泰[1]である。アメリカのマイヤーに学び1920年ころから東北帝国大学で精神分析を講じた。弟子の古沢平作[2]は1932年ウィーンに留学し，フロイトに会いフェダーンの指導をうけて帰国後，東京に精神分析の診療所をひらいた。

　第二次大戦時，精神科病院では食糧不足から患者の死亡が急増し，多くの病院が焼失，経営難から閉鎖，廃業した。その結果，開戦時は全国で2万4千近くあった病床数は終戦時4千に激減した。一方軍閥系の精神科施設が国府台，武蔵，下総，肥前などに設立され，これらは戦後に国立病院となった。

　わが国の優生思想は福沢諭吉『人種改良論』（1881），高橋義雄『日本人種改良論』（1884）などにはじまるとされるが，精神病患者の断種論に進展するのは1910年代からである。永井潜はナチスに傾倒して1930年日本民族衛生協会を発足させ断種法案を発表した。このころ一部の精神科医団体からもこれを推進する動きがあり，国家主義政治家のはたらきもあって1940年国民優生法という断種法が成立した。ドイツに比べて実施件数がごく少数にとどまった背景には，法的拘束力が弱く，精神科医にも慎重論が多く消極的だったことなどがある。国民優生法は1948年に廃止され，優生保護法と名を変えて1996年まで主に母性保護に適用された。

　戦後の10年間，治療の中心は身体療法，とくに麻酔の前処置なしにおこなわれる通電（電気けいれん）療法であった。ドイツやフランスでほとんど実施されなかったロボトミーは，戦後アメリカ経由で普及し，おもに50年代前半に精神科病院でもおこなわれ，少数は70年代まで続いた。

　1950年に精神衛生法が施行され，私宅監置が禁止された。1954年厚生省の調査で入院を必要とする患者は推定17万人，病床数は3万8千で不足が明らかとなり，国策として私立精神科病院の拡充整備が推進された。50年代後半から70年代前半にかけて，経済の高度成長に歩調をあわせるように全国に生じた精

1）**丸井清泰** まるいきよやす（1866-1953）は神戸出身の精神科医。東北帝国大教授。『精神病学』（1936）。

2）**古沢平作** こさわへいさく（1897-1968）は神奈川出身の精神分析医。母性と仏教的人間観をもとした分析理論を提唱。『罪悪意識の二種』（1932）。

神科病院新設ブームは，物的（交通不便，劣悪な建物，共有空間の少なさ），人的（医師・看護師の定員不足，無資格，無教育）の両面から閉鎖的な入院環境をつくりあげた。

　これに加えて措置入院の優遇政策（1961），ライシャワー事件（駐日米国大使が精神障害者により刺傷）を契機とした法改正（1965）は，社会防衛の名のもとに患者の隔離拘禁を家族から病院に肩代わりさせ，地域医療へのとりくみを後退させた。60年代後半から80年代前半にかけて入院患者の処遇（強制入院，不正な拘束，リンチなど）をめぐる問題が浮上した。70年代は反精神医学の動きをうけて，青年医師を中心にマスコミをまきこんで精神科医療（大学における生物学的研究の偏重と医局講座制，私立精神科病院の営利体質，政府の保安処分制度など）への批判がおこなわれた。

　1955年クロルプロマジンとレセルピンが発売され，薬物療法の時代を迎える。向精神薬の導入は，身体療法を減少させ精神科病院の雰囲気を変えたが，治療構造をただちに変革することはなく精神科病床数はさらに増え続けた。薬物は多剤併用で大量に消費され，これにともなう遅発ジスキネジー[1]，悪性症候群（p.160）などの深刻な副作用も出現した。

　70年代から総合病院に無床の精神科外来が新設されるようになり，個人診療所の開設がふえ，入院治療から外来治療への移行は緩やかにすすんだ[2]。1987年患者の人権擁護と社会復帰の促進を促す精神保健法が施行され，1995年には精神保健福祉法に改められた。患者の**ノーマライゼーション** normalization（自立，社会参加）[3]をはかるために障害者手帳の交付，公費負担の見直しなどが盛り込まれている。精神科病床数は1993年の36万床をピークに減少しはじめ，社会復帰への中間施設（生活訓練施設，共同作業所，福祉ホームなど）がふえた。

　こうしたなかで戦後はアメリカの力動精神医学（新フロイト学派，自我心理学）が急速に浸透し，精神分析を学び実践する精神科医がふえた。関連する書物が数多く出版され，土居健郎[4]『「甘え」の構造』（1971），小此木啓吾[5]『モラトリアム人

1）遅発ジスキネジー tardive dyskinesia は抗精神病薬連用により舌，下顎，四肢に生じる舞踏病，アテトーゼ様の不随意運動。頻度は15〜20%，高齢者に多く治りにくい。

2）わが国の精神科病院の平均在院日数は300日をこえ，入院5年以上の患者は40%を占める。

3）ノーマライゼーションは，障害をもつ人にもたない人と同じ生活を保障する福祉の基本理念。デンマークのバンク　ミケルセンが1950年代に提唱。

4）土居健郎どいたけお（1920-2009）は東京出身の精神分析医。東大教授。『精神分析と精神病理』（2版1970）。

5）小此木啓吾おこのぎけいご（1930-2003）は東京出身の精神分析医。慶應大教授。『現代精神分析の基礎理論』（1985）。

間の時代』(1978) などは流行語になった。一方，ヨーロッパ
からヤスパースの『精神病理学総論』，ビンスワンガーの『統
合失調症』が翻訳されたのは1950年代，シュナイダーの『臨床
精神病理学』，クレッチマーの『敏感関係妄想』は60年代，ブ
ロイラーの『統合失調症群』は70年代，クレペリンの教科書 8
版のまとまった翻訳紹介は80年代になってからである。なかで
も世界的にみると限られた影響にとどまっていたドイツ人間学
的精神病理学の紹介が多く，木村 敏『自覚の精神病理』
(1970)，宮本忠雄『言語と妄想』(1974)，笠原 嘉『青年期』
(1977) などは広く読まれた。導入にあたりヨーロッパ人間学
に本来そなわるキリスト教理念を切り捨てたので，わが国の人
間学的精神病理学はより哲学色の濃い難解なものになった。

　1980年代以降は，おなじく世界的な再医学化の流れのなかに
ある。操作的診断やDSM用語は日常的となった。大学におけ
る研究は，かつての組織病理学にかわり生化学，分子生物学，
遺伝子工学，画像など生物学的精神医学が主流になっている。
明治以降のわが国にヨーロッパのような症候学の蓄積と臨床研
究は少なく，力動精神医学や人間学の流行，医療改革の動きは
あるものの，業績を重視する学術研究の中心には脳神話が一貫
してとどまり続けた[1]。

1)「花も散り世はこと
もなくひたすらにただあ
かあかと陽は照りてあ
り」[高島野十郎]。

Ⅱ. いろいろな症状

1. 症状と症候群

症状（症候） symptom とは病気のしめすあらゆる表現である。患者の訴える主観的な自覚症状と，診察した医師の客観的な所見をあわせて，病気のなりたちを考える学問を**症候学** sémiologie という。

すべての医学の基礎は症候学である。病気の診断は，症状をとらえるところからはじまり，治療と予防へむかう。身体病では機器をつかった検査技術がすすんだために，画像やデータさえあれば患者をみないでも診断がつくようになり，症候学がおろそかになった。まだこの分野がそれほどすすんでいない精神医学では，今も患者を目でみて診察し，話をきいて症状をとりあげる症候学を大切にする。

病気はたいてい，1つではなく複数の症状からできている。いくつかの症状の組み合わせを**症候群** syndrome という[1]。症候群は病気そのものではなく，原因や本質を論じるのでもない実用的な概念である。複数の病気がかさなることを併発（コ・モビディティ co-morbidity）という。別々の病気とみるか，1つの病気のちがう表現をみているのか議論がたえない。

1）症候群の名の由来は，人名（カプグラ症候群），文学（ミュンヒハウゼン症候群），病因（離断症候群），部位（前頭葉症候群），印象（悪性症候群）など。

1）主症状と基本症状

　症状には量的なものと，質的なものがある。量的なものは正常からの偏りであるが，質的なものはつながりを絶たれた異質なものである。気が滅入る抑うつ気分は量的な感情症状であるが，感情そのものが湧かない感情鈍麻は質がちがう。

　症状の枠組みを形式，中身を内容という。妄想という症状のうち，妄想知覚は形式であり，被害妄想は内容である。一般に記述現象学は形式を，力動精神医学は内容のほうを重視する。

　病気の特徴をよくあらわした，診断の役にたつ症状を**主症状** primary symptom，必須症状という。いつもみるとは限らない，ほかの病気にもある症状は**副症状** secondary symptom，偶発症状などという。器質性・症候性精神障害では，急性期の主症状は意識混濁，慢性期は認知症である。

　病気の根底にある，本質を表す症状を**基本症状（基本障害）** basic symptom という。病像のすべてをここから説明するが，理念なので目に見えるかたちで実証できるとは限らない。ビルンバウム[1]は1919年に症状を病像成因的なものと病像形成的なものに分けた。前者は必然の基本症状であり，後者は年齢，性，環境，体験などから修飾される。

　シュナイダーの一級症状 first rank symptoms[2]は統合失調症の基本症状ではなく主症状のことであり，退行期うつ病の症状が青年期と異なるのは加齢による病像形成とみる。DSM-5の統合失調症は主症状と副症状からなる症候群の名で本質が何かは問わない。

2）経　　過

　病気の時間的な展開を**経過** course という。経過は急にはじまることも緩慢なことも，進行することも勢いが止まることも，回復することも悪化することも，一時でおわることもくりかえすこともある。

　月の満ち欠けのように現れては消え，一定の長さで反復する病期を**病相** phase という。間欠期 intermission をはさんで規則

1）ビルンバウム Birnbaum, K（1878-1960）はドイツの精神科医。ベルリン大教授。『精神病の構成』（1923）。

2）一級症状はシュナイダーが1938年ころ統合失調症の診断にもちいた。3形式の幻聴（考想化声，問いかけと応答，行為批評），身体的被影響体験，考想奪取，考想吹入，考想伝播，妄想知覚，感情・欲動・意志領域の被影響の9ないし11項目からなる。統合失調症の30〜70%とくに急性期にみられ今日の操作的診断基準にも採られた。

的にくりかえすものを周期 period という。感情（気分）障害のうつ病相は 6 〜 9 か月，躁病相は 3 〜 6 か月であるが，経過中に短縮化するもの，頻繁に繰り返して間欠期のない病相頻発 rapid cycling 型もある。

通常の流れの中にさしはさまれる短く異質な，あとを残さない精神異常を挿話 episode という。一過性の反応精神病や非定型精神病にもちいることが多い。てんかんではより短時間なので発作という。

シューブ Schub は統合失調症の再発，再燃のことで，感情（気分）障害の病相のようにもとのレベルにもどらず，繰り返すごとに社会水準が低下する。

経過の行き着く先を**転帰** outcome といい，転帰を予測することを**予後** prognosis という。発病をもたらす要因は危険因子 risk factors，生じた病気の転帰を左右する要因は予後因子 prognostic factors である。統合失調症では人嫌いな性格は危険因子，早急な寛解は良好な予後因子である。

3）病像の形成

症候群と経過から構成される病気の全体的な姿を**病像（臨床像）** clinical picture あるいは状態 state という。とりとめない幻覚や妄想が挿話のかたちをとる錯乱状態，抑うつ気分と意欲低下が病相をなすうつ状態などがある。症状の現れかた，病像に占める位置，ほかの症状との関係は病気ごとにおおよそきまっている。症状の意味を考えることは，病気を知ることであり症候学の目的である。

ジャクソン[1]は1880年代に，神経系の構造が進化に応じて反射的なものから自由度の高いものへと層をなしており，上の機能が下の機能を統合していると考えた。脳病とは上の機能が脱落する陰性症状 negative symptoms と，下の機能が解放される陽性症状 positive symptoms からなるとする進化と解体の理論は**ジャクソン学説** Jacksonism と呼ばれる[2]。機能が上下の層をなし互いに関連するという考えを層理論という。トマス アク

1）**ジャクソン** Jackson, JH（1835-1911）はイギリスの神経病医。ロンドンの国立神経病院部長。『選集』（1931）。

2）これとは別に1970年代から統合失調症の急性期の豊富な症状（幻覚，妄想など）を陽性症状，慢性期の地味な症状（感情鈍麻，思考貧困，意欲減退など）を陰性症状と呼ぶ傾向があり評価尺度や診断基準に用いる。

ィナスのキリスト教世界観，モレルの変質（p.26），ジャネの心理自動症（p.60），フロイトのパーソナリティ構造（p.13），パヴロフの条件反射（p.35）なども層理論である。

ジャクソンの層理論はフランスでリボ，エー[1]らが精神医学に適用し，**新ジャクソン学説** néo-Jacksonisme に発展した。エーが1930年代に提唱した**器質力動説** organodynamisme によると，精神機能もまた層をなしているが，下は神経装置の空間構造，上は時間展開をもつエネルギー体系とする。精神障害とはこれらの解体運動を表わしている。まず器質因による陰性症状がおこり，少し間をおいて健全な部分が反応し，再統合する力動的な陽性症状が現れる。エーはこうして，器質論と力動論，脳とこころの問題を解決しようとした。三浦岱栄[2]がわが国に紹介した。統合失調症状のほとんどを二次的な心理反応とみるブロイラーのみかたもこれに近い。

人間などの生体は外部から独立した内部環境（p.36）をもっている。何かしら侵襲が加わり内部環境が脅かされると，その恒常性（ホメオスタシス）を守ろうとして神経や免疫の反応をおこす。これを研究することを**侵襲学** agressologie と呼び，ラボリ[3]は自分を守ろうとする反応が強すぎるとかえって病気になると考えた。防衛機制や妄想など，精神症状にもこう考えると理解できそうなものがあり，保崎秀夫[4]は統合失調症にみられる妄想主題の変遷をこれで説明した。

著者は，霊・魂・体の人間学的三元論をもとに器質力動説を発展させた**霊的精神力動論** psychodynamisme spirituel あるいは**新エー学説** néo-Eyisme を構想した。超越的なものから離反し自由が制限された精神病患者は，深刻な存在不安を過剰な自助努力で解決しようとするために自閉，解離，強迫，幻覚，妄想などの症状を形成する。

1）**エー** Ey, H（1900-77）は南仏出身の精神科医。パリ近郊ボンヌヴァル病院長。『意識』（1963）。

2）**三浦岱栄** みうらたいえい（1901-95）は長岡出身の精神科医。慶應大教授。『精神医学者の世界』（1967）。

3）**ラボリ** Laborit, H（1914-95）はフランスの外科医。軍医としてショック治療にあたった。『侵襲に対する生体反応とショック』（1955）。

4）**保崎秀夫** ほさきひでお（1926-）は川崎出身の精神科医。慶應大教授。『著作集Ⅰ・Ⅱ』（2011）。

2. 意識の症状

　意識 consciousness とは，自分や周囲の様子をよく知っている，はっきりとわかっていることである。ヤスパースは「現在の瞬間における精神生活の全体」と定義し，内に体験をもち，主観と客観が分離し，自己を反省するという側面を挙げた。私たちの精神活動は，すべて意識の上になりたっている。意識とはあらゆる精神活動を支える基盤ないし媒体であり，精神現象がそこにひとつ，またひとつ現れては消える舞台のようなものである[1]。

　意識がおちたことは，話してみて注意 attention が集中できるか，時・場所・人の見当識 orientation が保たれているか，100 − 7 などの簡単な計算ができるか，これらをあとでおぼえているかなどから判断する。軽い場合は，疲れやすさ，集中困難，イライラ感などの自覚や不眠，食欲低下など，日によって変化しやすい神経衰弱状態になるので見逃されやすいが，慣れると「何となくぼんやりしておかしい」という印象をもつ。意識が障害された症状には，単純なものと複雑なものがある。いずれも体因性精神障害，すなわち器質性・症候性・中毒性など身体に基礎をおく精神病（p.89）にみられる。

1）単純な意識症状

　明るさの変化をさす量的症状である。舞台を照らす明るさが低下した状態を**意識混濁** clouding of consciousness という。呼びかけに応答するが，放っておくと眠ってしまう傾眠から，自発動作がなく失禁して，強い刺激にも反応しない**昏睡** coma まで数段階がある。日本昏睡スケール（JCS）（3-3-9度方式），グラスゴー昏睡スケールなどを用いて数量化する。

　明るさが高まった状態を**過度覚醒** hyperarousal という。注

1）「ヴェネツィアの人々はみな，舞台を行く人のように歩く。それはいつもどこか俳優たちを思わせる。舞台の左右に彼らの居場所はなく，演技はひたすら舞台の上で進行する」『ヴェネツィア』［ジンメル］。

意が散漫になり，思考がまとまらず，表象が活発になる。

2）複雑な意識症状

　精神医学で問題となる質的な意識変化である。軽い意識混濁にさまざまな精神症状が加わる状態を**意識変容** alteration of consciousness という。幻覚，錯覚，不安，不穏，興奮を伴う**せん妄** delirium が代表的なものである。活動がたかまるものと，うとうとして活動が低下するものがある。夜に生じやすいので夜間せん妄，習慣的な動作をくりかえす作業せん妄，アルコール症で手のふるえる振戦せん妄などがある。

　意識野 field of consciousness とは意識の能動的な拡がりのことである。意識野が障害されると，あるところだけスポットライトをあてたように舞台がせまくなり，意識が狭窄する。患者は注意をほかの対象に向けられず，周囲と能動的にかかわることができない。意識の狭窄には**催眠** hypnosis，**もうろう状態** twilight state がある。思考散乱と困惑（とまどい）を前景とするアメンチア，外界の認知が急に低下し，思考や行動にまとまりを欠く**錯乱** confusion も意識野の障害である。

　生産的な症状が前景にたつものとして，夢のようなイメージにとらわれる夢幻症 onirisme，時空間が変化し既視感，未視感，離人症を伴う夢様状態 dreamy state などがある。夢幻様体験型 oneiroide Erlebnisform［マイア・グロス］は，空想的な場面幻視に不安・恍惚を伴い，後でありありとおぼえている夢幻症に似た病像である。

3）無意識

　自分が意識していない心的構造や内容を**無意識** unconscious という。フロイトは無意識内に抑圧された願望が意識に侵入する際に検閲 cersorship をうけ，内容が歪曲（妥協形成 compromise formation）されて，夢や神経症症状になると考えた。

　無意識内にあって一定の情動に結びついている心的内容の集合体を**コンプレクス** complex という[1]。去勢をめぐる親の脅迫

1）コンプレクスは1906年ユングの「感情により強調された複合体 gefühlbetonter Komplex」を短くしたもので，ブロイアーがヒステリーに用いた。

と子の空想による去勢コンプレクス，3〜5歳の男児が母親に性的関心をもち父親をライヴァル視すると同時に処罰（去勢）される不安を抱くエディプス コンプレクス［フロイト］，女児にみられる父親への愛着と母親への憎悪およびペニス羨望からなるエレクトラ コンプレクス［ユング］，裏切った母親への憎悪とそのゆるしによる懺悔心をもとにした仏教的な阿闍世コンプレクス［古沢平作］，夫への憎悪から子に殺意を抱くメディア コンプレクスなどがある[1]。

それを意識すると不安や不快をもたらす欲動を無意識化することで排除し，主観的な安定を得ようとする自我のはたらきを**防衛機制** defence mechanism という。ヒステリーの抑圧 repression や転換 conversion，強迫神経症の隔離（分離）isolation や反動形成 reaction formation，パラノイアの投影 projection などが知られている。乳児期にも分裂機制（スプリッティング）splitting，否認 denial，原始的理想化 primitive idealization など，原始的，精神病的な防衛機制があるという。直面する困難に意識的に適応しようとするのは**対処**（コーピング）coping という。患者が不安から自分を守ろうと意識的，無意識的におこなう行為が症状をつくり，病像を複雑にする。

無意識内に抑圧された欲動や感情を外へ放出することで緊張がほぐれることを解放（解除）反応 abreaction といい，その効果をカタルシス catharsis と呼ぶ[2]。何でもかくさずに話すと気持ちが楽になるというのは，この拡大解釈である。

無意識に行われる目的の定まらない行動を**自動症** automatism という。単純な反復動作（舌うち，まばたき）から，まとまりのある行為（放浪，旅）まであり，あとに健忘を残す。ジャクソンはてんかんの自動症を，神経系の上層解体により解放された下層の活動過多と考えた。バイヤルジェ[3]は自動症を記憶や想像が人格の統制をはなれてひとり歩きする現象とみて，ここから幻覚などが形成されると考えた。

ジャネは心的エネルギーが消耗し現実への適応を失った低級な活動が現れることを心理自動症 automatisme psychologique

1）阿闍世は出生をめぐる秘密を知り父母を殺そうとするインドの王子。メディア Medea はコルキス王アイエテスの娘で魔女。嫉妬と復讐からわが子まで殺す。

2）カタルシスは悲劇の観客にあたえる影響をアリストテレスが呼んだもので，ブロイアーが1880年代に精神医学に導入した。

3）**バイヤルジェ** Baillarger, J（1809-90）はフランスの精神科医。サルペトリエール病院医長。1843年「医学心理学雑誌」を創刊。「二相狂気」(1854)。

と呼び，ここから神経症や精神衰弱の症状形成を説明した。彼はまた，意識から別の意識状態が分離して自分に知らない活動が生じる現象を**解離** dissociation と呼び，ヒステリー症状を説明した。上下方向の自動症に対して，いわば水平方向の解体である。

3. 人格と自我の症状

人格（パーソナリティ）personality とは，知・情・意の各側面を総合した個人の心理的特徴の全体である。性格 character もほぼ同義だが，人格の情意面，社会的側面をさすことが多い。

1）人格の反応

私たちは日々，内外の刺激と体験のなかに生きている。体験を内部で消化できず症状として現れたものを**（異常）体験反応**，**心因反応** psychogenic reaction あるいは**適応障害** adjustment disorder，**ストレス障害** stress disorder などという。ヤスパースは体験反応に，原因と発病が時間的に結びつき，両者の内容が了解できる関係にあり，原因がなくなると症状も消える，という 3 つの指標を挙げた。

ストレス stress とは，心身に負荷がかかり緊張を強いられることである[1]。**トラウマ** trauma とは，こころに癒しがたい傷を残すような圧倒的，破局的な体験のことで，心的外傷と訳す。シャルコーによるヒステリー研究，事故や戦争による外傷神経症の 2 つの起源がある。

戦争や災害などの強い刺激が加わって，誰にも無差別におこる反応を，クレッチマーは原始反応と呼んだ。泣く，怒るなど感情がそのまま発散される**爆発反応**と，置かれた状況をわきまえず衝動的な行動に走る**短絡反応**がある。ホームシックから子殺し，放火などにおよぶ郷愁犯罪は後者に含まれる。類語に外

1）原因となる刺激はストレス因子（ストレッサー）stressor，現場はストレス状況，処理することはストレス マネジメント。

傷神経症，災害神経症，戦争神経症，砲弾ショックなどがある。傷ついたのはこころのはずだが，あまりに長く立ち直れないと障害が脳に及んだようにもみえる[1]。保護をうけたい無意識の願望があると賠償神経症，年金神経症，利得神経症になる。

　誰にも同じようにおこるわけではなく，刺激と反応の間に人格がかかわるものを**人格反応**という。たとえば自信のない過敏な人格に，それを脅かす特定の体験刺激（鍵体験）が作用したときに限って生じる反応のことで，神経症や敏感関係妄想（p. 110）になるとされる。

　DSM-5ではこうした区別をつけず，症状の長さで急性ストレス障害（3日〜1か月）と心的外傷後ストレス障害（PTSD）（1か月以上）に分けている。

2）人格の変化

　人格は成長とともに形成される。すなわち固定したものではないが，一回り大きくなる，一皮むけたなど，その人らしさを保ったまま発展するものである。何かしらの原因から人格の連続性，心的機能の統一性が失われ，レベルが下がることを**人格変化** personality change という。脳病の後遺症，薬物の慢性中毒による人格変化が知られている。

　統合失調症の初期，明らかな症状が現れる前に，人格変化に気づかれる場合があり，**人格発展の屈折** Knick という。ひきこもり，反抗，唐突な進路変更など，これまでと生活態度が変り，ささいなことに激しく感情が動き，かたくなに自己を曲げず，助けを拒み，家族間の共感が得られない。一方，シュープを繰り返して，無為と感情鈍麻のめだつ終末状態を**人格水準の低下**，**人格崩壊** decay of personality などと呼ぶ。

　革命や戦争，強制収容所体験など，生死を分ける強烈な体験を境に，ものの見方が永続的に変るのも一種の人格変化であるが，この場合は低格化するとは限らず，むしろレベルが上がることさえある。宗教的な回心 metanoia，悟りも後者である[2]。

1）PTSD患者の脳では海馬体積が減少しているとの報告がある。

2）「べつに体がどうかしたというのではない。表面上何も変化していなかったけれど，彼の日常生活において何もかももと通りではなかった」『アシジの聖フランチェスコ』［グリーンJ］。

3）異常な人格

　人格の異常は，平均基準と価値基準から判断する。前者によると，平均からプラス方向にずれている天才や偉人も人格異常になる。

　精神病質人格 psychopathische Persönlichkeit［シュナイダー］には，価値基準が入っているので，「異常性に自ら悩むか，社会を悩ますもの」とされている。かたよりなので正常との移行はあるが，精神病との移行はないという。ここには，快活・楽天的な発揚型，重い気分をかかえて人生を悩む抑うつ型，身体や社会面の自信がなく反省を繰り返す自信欠乏型，理念にのめり込む過信型，自分を等身大以上にみせかける顕示型，急に気分が落ち込む気分変動型，短気で激しやすい爆発型，後悔や道徳を欠く冷血な情性欠如型，容易に誘惑・感化される意志欠如型，精神機能の不足に悩み心気的になる無力型の10類型が記載されている。

　DSM-5の**パーソナリティ障害** personality disorder は，「その人の属する文化から期待されるものより著しくかたよった，内的体験および行動の持続様式で，臨床的に著しい苦痛または社会的，職業的機能の障害を引き起こしている」とされる。A群（風変りにみえる）に猜疑性 paranoid，統合失調質 schizoid，統合失調型 schizotypal，B群（移り気にみえる）に反社会性 antisocial，境界性 borderline，演技性 histrionic，自己愛性 narcissistic，C群（不安にみえる）に回避性 avoidant，依存性 dependent，強迫性 obsessive-compulsive の10類型が分けられ，DSM-Ⅲ，DSM-Ⅳの多軸診断ではなくなった。もっぱら心理的な基準で選ばれた精神病質人格に比べて，社会的な判断が含まれている。

4）自我の障害

　自我 ego とは，精神活動全般をつかさどり，知覚，思考，意志などの機能を統合する主体である。ヤスパースは自分の存在，精神を意識するという意味から**自我意識** Ichbewußtsein と呼び，

能動性意識，単一性意識，同一性意識，外界に対立する自我意識の4つを区別した。ここではこれらをふまえて，自然界に独立した個であることを脅かされる，4つの互いに関連しあう障害を分ける。

a. 存在の障害

時間・空間のなかに立つ自己の存在が希薄になる。とくに時間軸にそって自在に視点を変えられなくなるので，過去を凝縮し未来をひらくことができない。将来の理想が描けず目的が閉ざされ，生きていきにくい束縛を感じる。肯定的な自己像（自我同一性1)）が描けず，低い自己評価 self-esteem をかかえて自責的になる。境界性パーソナリティ障害（p.128），摂食障害（p.122），無力妄想（p.109）に多い。

1）自我同一性 ego identity は自分が社会の中で認められている肯定的な自己像をさすエリクソンの概念。

b. 能動の障害

精神活動を自分のものとして統合できない。さまざまな活動が断片・無縁化し，コントロールを離れてひとりでに動き出すと自生思考（p.74），仮性幻覚（p.68），自動症（p.60）になる。自分らしさがなく，自分の意志で行っている確かな実感がうすれることを**離人症** depersonalization といい，生活全般が受身になりやすい。離人症には内的体験の変容を自覚する内界意識離人症，外の対象が生き生きと感じられない外界意識離人症（現実感消失），空腹・満腹感がつかめないなど身体感覚の疎隔を感じる身体意識離人症がある。

c. 単独の障害

時間・空間のなかに自分はひとりでなくなる。内的にもうひとり分身をもつことを**二重自我**，二重化体験という。**二重身（ドッペルゲンガー）2)**は，外に自分の存在を感じることで，自分の姿を見ると自己像幻視になる。文学作品によく登場するが，臨死体験にもある。過去と今が不連続になり，独立した人格が入れ替わると（継時的）二重人格，たくさん入れ替わると多重人格障害（p.127）になる。自分そのものが自分を離れて無縁化することでもある。

2）ドッペルゲンガー Doppelgänger はシューベルトの歌曲集「白鳥の歌」では影法師，ドストエフスキーの小説では二重人格と訳されている。

d. 自他の障害

自我境界 Ichgrenze が不鮮明になり，内と外，自と他の区別がつかなくなる。無関係なまわりの出来事に振りまわされることを自我・外界関門の透過性亢進［シュナイダー］という。自己臭恐怖（p.116），考想伝播（p.74）など，内から外へ何かが漏れ出ると訴える現象を**自我漏洩症状**という[1]。活動の主体性が失われ，外から押しつけられる，他の誰かから支配されると感じる現象を**させられ体験** gemachtes Erlebnis，被影響現象という。

1）藤縄 昭は1972年自己臭恐怖，自己視線恐怖，考想伝播，独語妄想などに共通する自分から何かが外に漏れ出ていくという要素を自我漏洩症状 egorrh(o)ea symptoms とまとめた。

4．知覚の症状

知覚 perception とは，私たちが感覚器の刺激を介して外界や自分を知ることである[2]。得られるものは情意，思考，記憶などが関与するが，これらを除いたより単純な内容を感覚 sensation という。**表象** representation は感覚器への刺激なしに意識内に生じる像をさし，知覚よりうつろいやすく鮮明度が低い。

2）「われわれの目は小さすぎるものも大きすぎるものも，近すぎるものも遠すぎるものも見ることはできない」『オルラ』［モーパッサン］。

1）知覚の変化

刺激が本来より強まって感じられることを**感覚過敏** hyperesthesia，弱まって感じられると**感覚鈍麻** hyp(o)esthesia という。刺激により通常とは異なる感覚を生じると錯感覚 paresthesia，刺激なしに生じると異常感覚 dysesthesia という。

対象が小さく見える小視症，大きく見える大視症，遠ざかって見える後退視症，近づいて見える接近視症，ゆがんで見える変形視症がある。時間経過が早く感じられると時間迅速現象，遅く感じると時間緩慢現象と呼ぶ[3]。

錯覚 illusion は，対象を誤って知覚することで，軽い意識混濁，不注意，不安，歓喜などから生じる。パレイドリア pareidolia は，不完全な感覚材料から明瞭な錯覚がつくられることで，「雲がどうしても人の顔に見える」などと，注意を集中し

3）「時というものは，それぞれの人にそれぞれの速さで走るものなのだ」『お気に召すまま』［シェイクスピア］。

1）**安永　浩**やすながひろし (1929-2011) は東京出身の精神科医。東大助教授。『著作集』(1992)。

2）**カプグラ** Capgras, J (1873-1950) はフランスの精神科医。パリ郊外メゾンブランシュ病院医長。「瓜二つの錯覚」(1923)。

3）フレゴリ Frégoli は舞台で早替わりをしたイタリアの役者名。

4）déjà vu の記載。「人の言ふことも目に見ゆるものも　わが心のうちにかかることのいつぞやありしかと覚えて　いつとは思ひいでねどもまさしくありし心地のするは　我ばかりかく思ふにや」『徒然草・第71段』。

5）**バル** Ball, B (1833-93) はフランスの精神科医。サンタンヌ病院初代教授。1881年「脳」誌を創刊。『臨床講義録』(1890)。

6）芥川龍之介の幻覚は神経衰弱，片頭痛，バルビタール中毒など諸説がある。「視野のうちに妙なものを見出した。絶えずまわっている半透明の歯車だった。歯車は次第に数を殖やし，半ば僕の視線を塞いでしまう」『歯車』。

ても消えない。心的錯覚 illusion mentale［ファルレ］は，実際の感覚に荒唐無稽なイメージをつけ加えることで錯覚と幻覚の中間のようなものである。安永　浩[1]は心的距離を維持する機能を失った生体の錯覚運動から幻覚を説明した。

人物誤認 Personenverkennung は，ある人を本人と認識することの障害である。よく知っている人を否認し，そっくりな別人，偽者にすりかわっていると主張する瓜二つの錯覚（カプグラ症候群[2]），既知の人が次々に姿を変えて周囲の複数の人物になりすましていると確信する替え玉錯覚（フレゴリの錯覚[3]）が知られている。

知覚変容 sennsory distortion は，対象がいつもとは違って感じられる主観的な体験である。初めての場面に遭遇して過去に見たことがあると感じると既視感 déjà vu[4]，よく知っているものを始めてのように感じることを未視感 jamais vu という。

2）幻　覚 hallucination

幻覚は感覚器が刺激されていないのに知覚を生じる「対象なき知覚」である。エスキロールは「五感の射程内に感覚を引き起こす外的対象が存在しないにもかかわらず，その感覚が現に生じていると内的な確信をいだく人は幻覚状態にある。幻を見る人である」と記載し，これがバル[5]のころ簡略化されて現在の定義になった。

感覚性，客観性，実体性，外部空間への定位を特徴とする。光，音など単純な要素幻覚と，声が聴こえる，姿が見えるなど複雑な内容をもつ有形幻覚がある。感覚領域に対応して幻視，幻聴，幻味，幻嗅，幻触がある。

幻視 visual hallucination は，意識の混濁や変容をもたらす体因性精神障害にみられることが多い[6]。自分の姿が見えるのは自己像幻視といい感覚性を帯びた二重自我である。考想可視 Gedankensichtbarwerden は，考えた内容が文字で見えること。

幻聴 auditory hallucination のうち，人の声が聴こえる言語幻聴 verbal hallucination ないし幻声は統合失調症に多い。シュナ

イダーは，自分の考えが声になって聴こえる**考想化声**
Gedankenlautwerden，問いかけと応答，患者の行為をいちい
ち批評する声の 3 つの形式を，統合失調症の一級症状（p.104）
に含めて重視した。問いかけと応答には，患者に直接話しかけ
てくる声に応答するものと，複数の声同士が患者のことを間接
的に話し合うものがある。

　幻味 gustatory hallucination，**幻嗅** olfactory hallucination は
不快なものが多く，被毒妄想，被害妄想に結びつきやすい。自
己臭恐怖（p.116）にも幻嗅をもつものがある。身体表面の触覚
領域に生じる**幻触** haptic hallucination は，慢性幻触症，皮膚寄
生虫妄想（p.136）などにみられる。

　五感にとらえられる外部の感覚のほかに，一般感覚，**体感**
cenesthesia と呼ばれる漠然とした体内の感覚がある。臓器の
運動，平衡感覚などで，健康時には気づきにくい。**体感症（セ
ネストパチー）** cénestopathie［デュプレ］は，体感の幻覚とみな
されるもので，「溶けて口の中に垂れてくる」「下のほうから湧
き出る」「ぽっかり空いている」「一杯につまっている」などと
奇妙な訴えになる。口腔，肛門など内外の接点におこりやすい。
体感の異常を前景とする統合失調症（体感異常型）（p.106）があ
る。

　脳病による自覚のある幻覚を**幻覚症性エイドリー** éidolie hal-
lucinosinique という。シャルル ボネ症候群（p.93），中脳幻覚

レヴィ・ヴァレンシー[1]による幻覚の分類（1926）

1. 言語機能の幻覚状態
A. 言語幻覚
　(1) 精神感覚性言語幻覚：視覚性，聴覚性
　(2) 精神運動性言語幻覚：発語型（発声器官の幻覚，強制発語，独
　　　　　　　　　　　　　語），筆記型（強制筆記）
B. 言語仮性幻覚
C. 統覚仮性幻覚
2. 知的・感情的幻覚状態
3. 運動性幻覚状態
4. 感覚性幻覚状態
5. 体感幻覚

1）レヴィ・ヴァレンシ
ー Levy‐Valensi, J
（1879-1943）はフランス
の神経精神科医。サンタ
ンヌ病院医長。第二次大
戦中アウシュヴィツで死
亡。『精神医学概要』
（1926）。

症（p.93）などが知られている。

3）仮性幻覚 pseudohallucination

　仮性幻覚あるいは**偽幻覚**とは感覚性，客観性，実体性，外部空間への定位など幻覚の特徴をいくつか欠く病的現象である。外ではなく内部の主観空間に浮かんでくるイメージ，考えとの境にあるような感覚性のない声などである。表象の異常ともされる。

　実体(的)意識性 leibhaftige Bewußtheit［ヤスパース］は，「闇のなかに壁の存在をありありと感じる」というような，感覚要素なしに存在がわかることで，幻覚への移行があるとされる。宮本忠雄[1]がこれを統合失調症の自他の問題に発展させた。精神幻覚 hallucination psychique［バイヤルジェ］は，外の印象が遮断されて記憶や想像が活発になる一種の自動症のことで，感覚性を帯びると幻覚に移行する。言語性精神運動幻覚 hallucination psychomotrice verbale［セグラ］は，内言語が発声器官を介して外に現れる運動優位の幻覚のことで，その最終段階は独語になる。

　仮性幻覚から幻覚への進展を否定する立場［ヤスパース］もあるが，臨床からは両者の移行がありそうにみえる。きれいな幻覚は脳病や中毒に生じ，統合失調症にはむしろ仮性幻覚が多い。心配なことをはじめは自分から声になおして確認していたのが，後になるとその声が他人のニュアンスをおびて外から聴こえると述べる患者がいる。聞きなれたメロディがよみがえる音楽幻聴，思い出の場面が繰り返しイメージで出てくる視覚表象も仮性幻覚である。

5. 感情の症状

　感情 feeling とは，有機体が認知した対象や表象に抱く主観

1）**宮本忠雄** みやもとただお（1930-99）は埼玉出身の精神科医。自治医大教授。『精神分裂病の世界』（1966）。

的な印象である。快・不快を基調に，喜びと悲しみ，苦しさと楽しさ，愛と憎しみなど，相反する二極性に特徴がある[1]。一過性，反応性の激しい感情を**情動** emotion，弱い持続性の感情を**気分** mood と呼ぶ。

1）感情の量的な症状

気分高揚 hyperthymia は，爽快で楽天的な気分状態である。躁病（p.111-113），進行麻痺（p.99），モルヒネや大麻の中毒（p.101），症候性精神障害（p.89）などにみられる。パラノイア（p.108）にみられる自己中心的な思い上がり，張りつめた高い調子は発揚 exaltation という。気分高揚が強まり，宗教的な一体感や性的な至福が加わる状態を恍惚 ecstasy といい，てんかん（p.91），解離性障害（p.118），アルコール症（p.99），統合失調症（p.104），非定型精神病（p.106）などに生じる。

気分沈滞 hypothymia あるいは**抑うつ気分** depressive mood は，気分が滅入って沈んだ状態で，悲哀感，自責感，興味の喪失をともなう。うつ病をはじめ，さまざまな病気から生じるうつ状態にみられる。躁とうつの混在する病像を混合状態 mixed state という。躁からうつへ，うつから躁へ，病相が移行するときに現れ，思考，感情，意欲の3つの要素が少しずれて変化するために生じるとされる。躁性昏迷，観念奔逸うつ病などと呼ぶ状態にみられる（p.113）。

2）感情の質的な症状

多幸症（上機嫌） euphoria は，客観的状況にそぐわない空虚で表面的な爽快気分をさす。老年認知症（p.95），進行麻痺（p.99），前頭葉損傷（p.94），アルコール症，モルヒネ中毒（p.101），臨死体験などにみられる。認知症の多幸症はモリア moria ともいい，軽口，語呂合わせなどを伴う場合はふざけ症 Witzelsucht で前頭葉底面（眼窩前頭野）の症状である。

些細な刺激で感情が動きやすいことを情動不安定 emotional lability という。コントロールができなくなると涙もろい**情動**

失禁 emotional incontinence になり[1]，脳血管性認知症（p.97）に多い。少々のことで機嫌をそこね怒りっぽいのは刺激性 irritability で，間欠性爆発性障害（p.130），脳器質疾患，覚醒剤中毒（p.101-102）などにみられる。はっきりした理由なく急に落ち込むことは気分変動といい，繰り返すと周期性気分変調になる。神経症やうつ病より，むしろ非定型精神病，境界性パーソナリティ障害（p.128），気分変動型精神病質人格，無力妄想（p.109）の初期に多い。

同一の対象に愛と憎，快と不快など矛盾する感情を同時に抱くことを**両価性（両面感情）** ambivalence という。思考内容にそぐわない感情が生じることは気分倒錯 parathymia といい，いずれも統合失調症，境界性パーソナリティ障害などにみられる。失感情（言語化）症 alexithymia は，心身症（p.120）患者が自分の感情を適切に表現できないことである。

アンヘドニア（快楽消失） anhedonia［リボ］は，快感情が希薄になり，何をしてもこころが弾まない。離人症に比べて苦痛が少ないとされ，急性錯乱のあとの精神病後抑うつ post-psychotic depression，統合失調症の陰性症状（p.56）の１つに挙げられる。無力妄想，境界性パーソナリティ障害，非定型精神病の患者が訴える生きることの虚しさ，無意味さ，空虚感もアンヘドニアで，軽い感情鈍麻とみることもできる[2]。

感情鈍麻 blunted affect とは，感情が刺激に鈍くなり，平板化し，周囲に無関心になることである。無感情 apathy ともいい，統合失調症，情性欠如型精神病質人格，脳病，PTSD（p.117-118）などにみられる[3]。

3）不安と恐怖

不安 anxiety とは，主体の対応が決まっていない，漠然とした恐れの感情である。対象のある場合は恐怖 fear というが，しばしば区別しないで用いられる。病気や死への恐れ，生活上のさまざまな不安など，生きるかぎり避けられない正常な不安は原不安，現実不安などという。病的な不安は，刺激が主体の

2）画家ゴッホの病気はてんかん，統合失調症，アルコール依存など議論がある。「近頃は身体の調子がよくなってきた，でもなんともいえない一種の深い悲しみが，やっとのことで体力を損なうこともなく回復してきた，で仕事する」『テオへの手紙』。

3）学生無気力症 student apathy は目標を失って無気力，無感動な大学生のこと。学業から逃避するがアルバイトはできる。一部はわが国でいう５月病にかさなるが，無力妄想のこともある。

内部で歪曲，肥大するために状況と不釣合いに強く現れ，その処理に神経症的防衛機制を要するとされるもので，神経症的不安という。

　急に襲ってくる切迫感を伴う短い不安を**パニック発作** panic attack という[1]。動悸，発汗，口渇，頻尿など自律神経症状をともない，呼吸切迫から血液の酸塩基平衡が崩れて過呼吸症候群を呈することがある。間欠期にも予期不安 expectation anxiety から，外出や乗物を避ける。不眠，集中困難，自律神経過敏状態を前景とする慢性の不安は**全般性不安** generalized anxiety，浮動不安などという。

　不安はうつ病の症状としてしばしばみられる。とくに老人のうつ（p.135）では不安と焦燥が前景に立ちやすい。統合失調症では明らかな精神病症状に先立って全般性不安を訴えることが少なくない。妄想気分に結びついて何かが起こりそうな不安に満ちた緊迫感をトレマ［コンラート］（p.77）という。

6. 意欲の症状

　欲動 drive とは，精神活動のもとになる力，こころのエネルギーである。知覚や感情を精神の受動面とすると，その能動面とみることもできる。食欲，性欲など身体的なものから，権力や富，美をもとめる精神的なものまで幅ひろい[2]。本能 instinct は，遺伝的に受けつがれる種に固有の行動様式のことで，欲動と重なるが，より生物学的ニュアンスが強い。

　ジャネは**心理力** force psychologique というこころのエネルギーを想定し，これが緊張をもたらして精神活動が保たれ，弛緩するとヒステリーや精神衰弱が生じると考えた。**リビド** libido はフロイトが，ヘルムホルツのエネルギー保存法則をもとに仮定した本能エネルギーで，発達とともに成熟し，各段階にそくした目標と対象をもつとする[3]。

1）パン Pan はギリシャの半人半獣の牧羊神。ローマ神話ではファウヌス。好色で遊び戯れ旅人をおどかした。吉井勇，北原白秋らによるパンの会（1908-12）もこれに由来。

2）「人間の基本的な分類として知を愛する人，勝利を愛する人，利得を愛する人の3つがある」『国家』［プラトン］。

3）リビドが表象，身体，対象などに結びつくことを備給 cathexis といい自己にむくと自己愛，対象にむくと対象愛になる。

意志 will とは，欲動の上にたって，これに方向性をあたえるものである。目標をたて，手段をきめ，行動を人格の関与したものへと導く[1]。目的にむかって意志的に行動をおこすことを自発性 initiative という。同じことを発動性 impulse というと，より生物学的なニュアンスになる。意志と欲動をあわせると意欲になる。

1）意欲の量的な症状

欲動が意志によって抑えられることを欲動制止といい，抑えがきかないと**抑制消失（脱抑制）**Enthemmung という。食べものや酒につい手が出てしまう過食，アルコール依存も抑制消失である。

欲動が高まり，行動過多になることを**意欲増進** hyperbulia という。欲動が減り，行動ができないと**意欲減退** hypobulia になる。精神活動が表情，行動などの運動面に反映されることを精神運動性 Psychomotorik といい，意欲増進が強まる状態を精神運動興奮と呼ぶ。意欲減退がさらにすすむと，まったく動かず一言も発しない精神運動制止あるいは昏迷 Stupor になる。緊張病，感情（気分）障害にみられる[2]。

意志制止 Willenshemmung は，あれこれ迷って決断がつかずきめられないことで，うつ病にみられる。意志がよわく周囲のいうなりになることは意志薄弱，意志欠如といい，感化されやすい意志欠如型精神病質人格（p.63）の人は軽犯罪をおこしやすい。

2）意欲の質的な症状

被暗示性 suggestibility とは，暗示にかかりやすいことである。解離性障害，催眠に生じる現象であるが，精神遅滞（p.130）や子どもにもみられる。被影響性は，自分の意志や考えが他の力で支配される自我の障害，させられ体験のことである。

命令自動 Befehlsautomatie とは，外からの指示をそのまま受けいれる態度のことで，相手の動作や表情を反射的にまねる**反**

1）「それぞれの人間に使用可能なエネルギーポテンシャルは決まっている。より正確には個人とは心的エネルギーポテンシャルである」［コンラート］。

2）預言者エゼキエルは興奮，昏迷，幻覚などの精神病体験があった。「私はあなたの舌を上顎につかせ，ものが言えないようにする。しかし私が語りかけるとき，あなたの口を開く」『エゼキエル書』。

響症状 echo symptom になる。筋緊張が強くあたえらえた不自然な姿勢を保ち続けることを**カタレプシー** catalepsy という。逆に外からの働きかけを反射的にこばむのは**拒絶症** negativism という。いずれも緊張病（p.106）の症状であるが解離性障害（p.118）にもおこる。

強迫欲動 Zwangstrieb は，ある行動をおこしそうな欲動が意志に反してくりかえし生じることである。「ナイフで人を刺してしまうのではないか」「神聖な場所で暴言をはいてしまうのではないか」など，破壊的，性的，反道徳的な行動が多い。自らのコントロールに自信のない状態で，一種の二重自我（p.64）ともいえる。そのまま流されて抑制消失から，衝動行為になる場合と，これを防ごうとしてほかの強迫行為になる場合がある。

意欲錯誤 parabulia とは，ある欲動のすぐあとから，別のしばしば反対の欲動が生じることである。2つの相反する欲動が同時におこり，行動がおこせなくなるのは両価傾向 ambitendency といい，意志の両価性である。

無為 abulia とは，自らすすんで何も行為をおこそうとしない意欲の病的な欠如である[1]。一般に進行した統合失調症の，周囲に無関心な感情鈍麻をともなう，ものぐさな生活をこう表現する。軽い場合は無気力，自発性欠乏 Spontaneitätsmangel という。前頭葉損傷（p.94）など脳病によるものには発動性欠乏 Antriebsmangel をあてて区別する。うつ病でもやる気がでないが，抑うつ気分をともなう。

こころのエネルギーが全般的に低下し，意欲，興味，志向などが失われる統合失調症の残遺状態をエネルギーポテンシャル減衰，純粋欠陥[2]などという。急性症状がきえた後，一見うつ状態にみえる意欲低下がおこり精神病後抑うつ post-psychotic depression，統合失調症後抑うつ post-schizophrenic depression などという。うつというよりアンヘドニアであり，疲れやすく集中できないが，将来を案じてこだわりやすい。

1）儒家思想の無為は人為をこえた行いをさした。「無為にして物成るは天道なり」『論語』。

2）純粋欠陥 reiner Defekt は1966年フーバーが提唱した器質・非器質性精神病に共通する欠陥。

7. 思考の症状

　思考 thinking とは，感性から与えられた材料を統合し，対象の本質や側面どうしの関連を把握し，概念を形成して判断や推理を行う人間の心的機能である。情意に対して精神活動の知的側面を代表し，言語とのかかわりが強い。考えられた内容は**観念** idea，**考想** thought という。

1）思考の流れ，形式の障害

　うつ病などにおいて，思考の進みが遅く，停滞することを**思考制止** inhibition of thought という。躁病や飲酒酩酊時などの，思考の進みが速く思いつきは多いが，みちから逸れやすいことを**観念奔逸** flight of ideas という。

　スピードではなく思考がまとまらず，観念どうしの意味のある結びつきを欠く状態を**支離滅裂** incoherence という。ドイツでは錯乱，アメンチアなど意識混濁のある場合を思考散乱 Inkohärenz といい，意識がはっきりしている統合失調症のような場合を思考滅裂 Zerfahrenheit と呼んで区別する。軽いものは**連合弛緩**で，相手の言うことがすぐに理解できない。**思考途絶** blocking of thought は，思考の流れが突然に遮断されることで，統合失調症にみられる。患者は急に黙り，しばらくして何もなかったかのように話し続ける。

　自生思考 autochthones Denken とは，考えがひとりでにうかんでくることで，とりとめない内容が多い。正常にもあるが病的な場合は自分で止められず，ついふけってしまう束縛がある。コントロールがきかない自動症，軽い自我障害である。思考の主体性が失われて支配，干渉が強まると，考えを押しつけられる**させられ思考** made thinking になる。内外の動きを伴う体験として，考えていることが他人に伝わる考想伝播，内容を知ら

れている考想察知，抜き取られる考想奪取，他人の考えが押し入ってくる考想吹入などの用語がある。**考想化声**は自分の気にしていることが他人の声になって聴こえる幻聴である。幻聴と思考の中間には，「他人の考えが外から入ってくる」「自分の考えが頭の中で声のようにひびく」など，さまざまな段階がある。

　不合理だとわかっているのに意識に侵入し，意志に反してとらわれてしまう考えを**強迫観念** obsessive idea という。疑惑癖は，「まちがった行動をしたのではないか」「相手に誤解されたのではないか」などという疑いが，繰り返しわいてくる強迫観念のことである。歌のメロディがこびりつく，過去の場面がイメージで出てきて振りはらえないのは強迫表象 Zwangsvorstellung と呼ぶ。これらを解消するために何回も確認する，手を洗うなどの行動に移すと**強迫行為** compulsive act になる。

　支配観念あるいは**優格観念** overvalued idea とは，強い感情に結びついて長く意識内にとどまる考えである。強迫観念のように，意志に反して侵入するのではなく，むしろその中にいつまでも浸っていたい自我親和性がある。内容は不合理でないこともあり，病的とばかりもいえないが，思い込みがあまり強いと妄想との区別がつきにくい。

2）妄　想

　妄想 delusion とは，思考内容の障害で，主として自分に結びついた病的な誤った確信である。妄想をもつ患者は，自分に関連した事実無根の内容を，主観的にかたく信じてしまい，まわりがいくら説得しても訂正できない。

　患者の信じている内容に感情移入し，できごとを追体験してみると，あのように思い込むのも無理はない，と了解できるものを**妄想様観念** wahnhafte Idee という。どうしても了解できない場合を真性妄想 echter Wahn と呼ぶ。統合失調症の妄想は真性妄想，敏感関係妄想［クレッチマー］（p.110）は妄想様観念である。ヤスパースは真性妄想を，それ以上は心理学的にさかのぼれないもので，何かしら病的な**過程** Prozeß から生じたと考

えた。過程は人の精神生活に不可逆的な変化をもたらす進行破壊性病変で，脳病過程と精神的過程がある。

a. 妄想の形式

どこかいつもと違う，身の回りに何かがおきたという変容感を**妄想気分** delusional atmosphere という。漠然としているが，ざわついた不気味な緊迫感がある[1]。実際は自分が変化したのに周囲が変わったと感じることを**症状転嫁** transitivism という。妄想気分も知覚変容（p.66）も，患者が自分は健全でまわりの人のほうがおかしいというのも症状転嫁である[2]。より劇的でリアルになると，この世の終わりがくる，核戦争がはじまる，などの世界没落体験 Weltuntergangserlebnis になる[3]。軽い場合は言いしれぬ圧迫感を感じてその場をはずしたくなる。

妄想知覚 delusional perception は，外界のできごとを見たり聞いたりして，それに誤った意味づけをすることである。「犬が前足を上げたのを見て天啓を確信した」「家の前に駐車している車を見て監視されているとわかる」など，日常的なことが重大に，偶然が必然になる。見たり聞いたりしたことからではなく，突然に「自分は王の子である」「あとをつけられている」などと，思い込むことを**妄想着想** sudden delusional idea という。

シュナイダーは，対象を知覚する，対象を意味づけする，という2つの分節からなる妄想知覚のほうが，分節がひとつしかない妄想着想より統合失調症の診断に役立つと考えた。マトゥセック[4]は妄想知覚を，患者は全体像がつかみにくいので，対象にそなわっている特性がほかを押しのけて前面に出てくるのだと，ゲシュタルト心理学をつかって説明した。

b. 妄想の主題

被害妄想 delusion of perception は，他人からいやがらせをされる，危害をくわえられると思い込む妄想である。毒を入れられる被毒妄想，監視されている注察妄想，配偶者が浮気している嫉妬妄想，持ちものを盗まれる盗害（ものとられ）妄想，当然の権利をうばわれる侵害妄想などがある。

微小妄想 delusion of belittlement は，自分の価値や能力を不

1）「それ以来アンドレイ・エフィームィチは，周囲に何となく秘密めいた気配を感じはじめた。小使いや看護婦や患者たちは，彼に出会うと不思議そうに顔を見つめ，それから小声でささやき合った」『六号室』［チェーホフ］。

2）和歌に詠まれた症状転嫁。「月やあらぬ春はむかしの春ならぬわが身ひとつはもとの身にして」［在原業平］。

3）象徴詩人ネルヴァルが自らの病的体験をもとに描いた世界没落体験。「私は時が終極にたっして，われわれはヨハネの黙示録に示された世界の終焉に近づいたと思った。荒涼とした空に黒い太陽と，チュイルリーの上に血のように赤い球を見るような気がした」『オーレリア』。

4）マトゥセック Matussek, P（1919-）はドイツの精神科医。ミュンヘン大教授。「妄想知覚に関する研究」（1952）。

当に低くみる妄想である。財産を失った貧困妄想，重大な過失
を犯した罪業妄想，健康を害した心気妄想，稀な重い病にかか
った疾病妄想，自分の身体や存在，生死を否定する否定妄想な
どである。

誇大妄想 grandiose delusion は，自分の価値や能力を過大評
価する妄想である。高貴な出自である血統妄想，有名人から愛
されている恋愛妄想，世界的な発明・発見をした発明妄想，天
啓を授かり選ばれた者である宗教妄想などがある。

被影響妄想 delusion of control は，外から支配・干渉される
妄想である。悪魔や狐などに乗りうつられる憑依（つきもの）
妄想[1]，ほかの何かに変る変身妄想などがある。

c. 妄想の経過

妄想の大半は関係妄想であり，はじめは半信半疑であったも
のが，しだいに確信へとすすむ。主題は，微小妄想にはじまり，
被害妄想をへて，誇大妄想へとむかう。いくつもの体験がひと
つに整理され，「自分の周囲におきていたことすべては，こう
いうことだったのか」と，患者の内部では矛盾のない体系を作
ると**妄想体系** delusional system ができる[2]。さらに長い年月の
うちに，まとまりのない荒唐無稽なものに変化する。

コンラート[3]は統合失調症のシュープ（p.56）におこる妄想
が，心的な場がせばまり妄想気分に相当するトレマにはじまり，
主体が受動的な世界の中心におかれる妄想知覚に相当するアポ
フェニー（天動説のプトレマイオス的体験）になり，この関係が
逆転して自己が世界に能動的に影響をあたえるアナストロフェ
をへて，暗示を含んで意味が明らかになる妄想体系に相当する
アポカリプティクの順にすすむと考えた[4]。

8. 記憶の症状

記憶 memory とは，過去の情報を保管し，必要に応じてその

1）能にみる憑依例。
「深草の少将の　その怨
念がつきそひて　かよう
に物には狂はするぞや」
『卒都婆小町』。

2）カフカには若いころ
統合失調症らしい体験が
あった。「そうだったの
か！　Kは叫んで両腕を
上にのばした。やにわに
ひらめいて，じっとして
いられない」『審判』。

3）**コンラート** Conrad,
K（1905-61）はドイツ
の精神医。ゲッチンゲ
ン大教授。『統合失調症
のはじまり』（1958）。

4）「太陽は宇宙の中心
になり不動で，太陽の運
動と見えるものはすべて
地球の運動である」『天
体の回転について』［コ
ペルニクス］。

利用を可能にする精神機能である。対象をこころに刻みつけ
（記銘 memorization，登録 registration），これを維持し（保持
retention，記憶貯蔵 memory storage），意識の上に呼び出す（追
想 remember，検索 retrieval）という3つの段階がある[1]。

1）動物学者ゼモン
Semon, R は刺激が脳内
に持続変化をおこし記憶
痕跡（エングラム en-
gram）の形で定着する
と考えた。シナプス，細
胞膜の特性変化，蛋白合
成などが推定されている。

　記銘から追想までの保持の長さで，数秒から1分以内の**短期
記憶** short-term memory と，数分から年におよぶ**長期記憶** long-
term memory に分ける。記憶が別々の処理能力，容量，部位を
もつという2貯蔵庫モデルである。短期記憶は情報が入力され
たままの状態を保つ機能のことで，聞いたばかりの数列，単語
を再生することで検査する。側頭葉の海馬にたくわえられ記憶
容量が小さいので，くりかえし思いうかべ，口に出してみない
と消えてしまう。臨床では即時記憶 immediate memory ともい
う。

　1つの情報にしか対応できない短期記憶の処理能力では，日
常の複雑な行動をこなすことができない。これを補うために考
えられた，複数の成分からなるシステムが**作動（作業）記憶**
working memory である。情報を処理して長期記憶に送り込む
とともに，必要な情報を呼び戻しながら，パレットの上で絵具
を混ぜ合わせるように，読書や会話などを維持する機能で，前
頭前野に関連するとされている。

　長期記憶は大脳皮質にたくわえられ記憶容量が大きい。数分
から数時間の最も忘れやすい部分の記憶を**近時記憶** recent
memory という。3つくらいの名（イヌ，ネコ，船など）を，一
度復唱してもらい即時記憶に異常のないことを確かめたうえで，
ほかに注意を向けて数分後に再生してもらう。新しいことをお
ぼえ込む学習過程のことで**記銘力** impressibility ともいう。

　数週から年単位におよぶ長期記憶を**遠隔記憶** remote memory
という。意図的に追想して言葉やイメージなどで表現できる陳
述記憶 declarative memory あるいは外示記憶 explicit memory
と，それができない非陳述記憶 non-declarative memory ある
いは内示記憶 implicit memory に分ける。

　陳述記憶には，学習による**意味記憶** semantic memory と，

個人的な体験による**エピソード記憶** episodic memory がある。前者は側頭葉新皮質にかかわる客観的な知識，後者は海馬，間脳，視床などにかかわる主観的な思い出である[1]。

非陳述記憶を代表するのは，楽器の演奏，スキーの技術など体でおぼえた記憶，身についた**手続き記憶** procedural memory である。以前に一度体験したことは，意識にのぼらなくても後の同じ体験を容易にするプライミング（呼び水）priming も非陳述記憶である。

1）記銘の障害

近時記憶の障害を**記銘力低下** disturbance of memorization という。昔のことはおぼえているが，新しいことをおぼえこめない。アルツハイマー型認知症の初期にみられる。

瞬間人あるいは分時記憶 one-minute-memory とは，記銘力が高度に障害された稀な状態である。記憶は1分ともたないので，ICレコーダーやビデオなどにたえず記録しないとすぐ忘れてしまう。一酸化炭素中毒，脳炎などによる側頭葉損傷に報告がある[2]。

2）追想の量的な障害

過去の記憶が活発によみがえる現象を**記憶増進** hypermnesia という。脳病，発熱，てんかん，催眠，覚醒剤などの薬物にみられる。生命の危機に人生場面が走馬灯のようにうかぶパノラマ視，PTSD のフラッシュバックも一種の記憶増進である。**フラッシュバック** flashbacks は，1969年ホロウィッツが LSD 使用者におこる急性効果消失後の強迫表象に名づけたが，70年代に意味が拡大して薬物中断後に正常期間をおいて再現する病的体験をさすようになり，80年以降は薬物をはなれて PTSD の心的外傷体験の想起にも用いるようになった。脳内ノルアドレナリン亢進，ドパミン分泌増加が推定されている。わが国では主に覚醒剤精神病の症状が，再使用でなく非特異的ストレスで自然再燃する現象をさすことが多い。統合失調症や境界性パ

1）幼児期体験の断片的な記憶をフロイトは隠蔽記憶 screen memory と呼んだ。重要なところは抑圧されて忘れ，鮮明で一見無意味な記憶で覆われているが精神分析でもとの体験を知る。

2）「80分で記憶の消えてしまう博士にとって，玄関に現れる私は常に初対面の家政婦だった」『博士の愛した数式』[小川洋子]。

ーソナリティ障害にも，イメージやメロディがよみがえる自動症，仮性幻覚がある。

追想が全般的に低下することを忘却あるいは**記憶減退** hypomnesia という。新しいこと，複雑なことほど忘れやすいというリボの法則（逆行律）がある。

健忘 amnesia とは，一定の期間ないしあることがらを追想できないことで，全部忘れている全健忘 total amnesia，一部おぼえている部分健忘 partial amnesia がある。意識障害のあとに多く，その期間と一致するものを同時健忘 congrade amnesia，それ以前までさかのぼって忘れる場合を**逆向健忘** retrograde amnesia という。前向健忘 anterograde amnesia は，障害から回復後のことをおぼえていない状態で，多くは記銘力低下や軽い意識障害による。特定の人物，場所，状況にかかわる追想のみができないことを選択健忘 (s)elective amnesia という。

全生活史健忘 amnesia of personal history は，エピソード記憶の選択健忘で，わが国で若い人の報告が多い。自分が誰で，どのような生い立ちであるのかがわからなくなる。家庭問題や犯罪などの心因をかかえていることが多く，失踪や行方不明になりやすい。患者は健忘に無関心で，回復してもゆれ戻りがあり，もともとの性格や生育歴にも問題のある場合が少なくない。

意味健忘 semantic amnesia は，学習した知識を忘れる意味記憶の選択健忘である。側頭葉外側面のかかわりが強く，ピック病（p.96），頭部外傷，脳炎後遺症などによる報告がある。

3）追想の質的な障害

追想の内容は，誇張され美化されやすいが，それが著しいと病的になる。**誤記憶** allomnesia は，できごとが改変されて追想されることである[1]。まったく経験していないことを実際にあったかのように追想することを**仮性記憶** pseudomnesia といい，これを語ると**作話** congabulation になる。誤記憶は記憶の錯覚，仮性記憶を記憶の幻覚とみることもでき，あわせて**記憶錯誤** paramnesia という。

1）他人から聞いた内容が自分のものとしてよみがえることをロンブローゾは潜在記憶 cryptomnesia と呼んだ。文学の盗作で問題になる。

　重複記憶錯誤 reduplicative paramnesia とは，ひとつの体験が２つ以上に追想される稀な現象である。「前にここことそっくりの病院に入院したことがあり，同じ名前の教授は３人いる」などと述べる。過去が現在のようにありありと追想される現象は新規記憶（エクムネジー）ecmnesia といい，患者はあたかも過去のある時期を生きているかのようなふるまいをする。

9. 知能の症状

　知能 intelligence とは，創造的な思考をはたらかせて新しい課題を解決する能力である。課題を分析して因果関係を推測し，具体的なことを抽象化して本質をつかみ，環境に適応すべく判断して全体を統合する能力などが含まれている。

1）知能の量的な症状

　精神(発達)遅滞 mental retardation は，知能が十分に獲得されず発育期に明らかになる知能障害である。わが国の行政用語である精神薄弱 mental deficiency は，1999年から知的障害 intellectual disability に変更された。

　認知症（痴呆）dementia とは，一度獲得された知能が，脳の病気により持続的に欠損した状態である。意識障害はなく，記憶と認知の障害が主で，社会生活全般に異常がおよぶ。認知障害 cognitive disorder には，失語・失行・失認と，遂行機能の障害が含まれる。年齢，部位，内容，原因別にいろいろな認知症がある。通常の老化以上の物忘れはあるが，ほかの認知機能や日常生活は保たれている状態を軽度認知障害 mild cognitive impairment（MCI）という[1]。

　失語 aphasia とは，大脳の言語領域の損傷により，思考を言語記号化する機能が低下した状態である。表出の障害された運動(性)失語 motor aphasia と，了解の障害された感覚(性)失語

1）２年後におよそ30％がアルツハイマー型認知症になる。

sensory aphasia に分けられる。前者の代表は自発語が少なく流暢さを欠くブローカ失語であり，後者の代表は流暢だが把握が悪く錯語が目立つウェルニッケ失語である。井村恒郎は語の意味がつかめない超皮質性感覚失語の１型を語義失語としてとりだした[1]。

１）**井村恒郎**いむらつねろう（1906-81）はわが国の精神科医。日本大学教授。「失語－日本語における特性」（1943）。

失行 apraxia とは，運動機能に支障はなく命令も理解できるのに，求められた動作が正しく行えないことである。日常習慣の身ぶりやしぐさが意図的にできないことを観念運動(性)失行 ideomotor apraxia，個々の行為はできるが組み合わせた複合行為ができないのは観念(性)失行 ideational apraxia という。構成失行 constructional apraxia とは，手足，積木，立体図などで空間的な構成行為ができないことである。

失認 agnosia とは，感覚機能の障害はないのに対象を認識・同定できないことである。視覚を介した視覚(性)失認 visual agnosia，聴覚を介した聴覚(性)失認 auditory agnosia がある。よく知っている人の顔を識別できないのは相貌失認 prosopagnosia，ものの認知はできるが，大きさや空間的な位置関係を視覚的にとらえられないのは視空間失認 visual-spa-

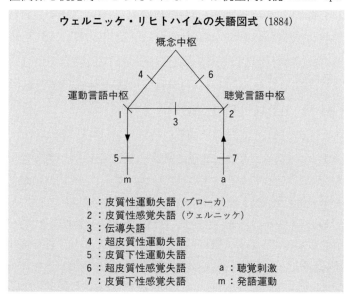

ウェルニッケ・リヒトハイムの失語図式（1884）

概念中枢

運動言語中枢　　　　聴覚言語中枢

4　　6

1　　3　　2

5　　7

m　　a

１：皮質性運動失語（ブローカ）
２：皮質性感覚失語（ウェルニッケ）
３：伝導失語
４：超皮質性運動失語
５：皮質下性運動失語
６：超皮質性感覚失語　　　a：聴覚刺激
７：皮質下性感覚失語　　　m：発語運動

tial agnosia という。

　遂行機能 executive function とは，創造的，効果的な行動を可能にする機能をさし，計画を立案し目標にむかって修正しながら正しい順序で行為を完遂させる。これまで前頭前野機能と呼ばれたものに近い。

2）知能の質的な症状

　仮性認知症（痴呆） pseudodementia とは，ガンザー症候群，うつ病など非器質性の原因から生じた認知症に似た状態で治療により回復する。**ガンザー症候群** Ganser syndrome は，的はずし応答（質問をわかっていて正解から少しはずれた誤答をする），意識変容（錯乱，もうろう状態），健忘，無痛，幼稚な退行などを特徴とする拘禁者のヒステリーである[1]。老人のうつ病では，物忘れを自覚して，自分から「すっかりぼけてしまった」という人が多い。アルツハイマー型認知症では自覚に乏しく，本人よりむしろ周囲が気づく。

　病識 insight into disease は，患者が自ら病気であるとわかっていること。認知症や統合失調症では病識がなくなるが，前者は一種の病態失認，後者は自我の障害であるともいう。目覚め現象 awakenings は統合失調症の回復過程で，現実感をとりもどした患者がかえって困難に直面することである。

　治療により多少とも回復する認知症を，**可逆認知症（痴呆）** reversible dementia あるいは治療可能な認知症 treatable dementia という。慢性硬膜下血腫，進行麻痺，正常圧水頭症などである。病像は知能低下というより，運動障害や尿失禁を伴い，軽い意識混濁ないし通過症候群（p.93）である。

　イディオ サヴァン idio savant は，年月日，住所録などを正確に記憶して周囲を驚かせる精神遅滞をさす。サロンのばか Salonblödsinn とは，調子がよくいろいろ知識がありそうにみえて実生活のともなわない人のことである[4]。

　統合失調症のことを昔は，青年期にぼけがはじまるという意味で早発痴呆 dementia praecox と呼んだ。感情鈍麻，無為を

1）**ガンザー** Ganser, SJM（1853-1923）はドレスデンの精神科医。「特異なヒステリー性もうろう状態について」（1898）。

4）サロンはひとりの夫人を中心に貴族，文人，政治家など招待客が集うフランス独特の社交形式。17世紀にはじまり第一次大戦まで続いた。18世紀の百科全書派サロン，19世紀の文学サロンなどが知られている。ピネルもパリのエルヴェシウス未亡人のサロンで啓蒙思想に接した。

主とする統合失調症の終末状態を，**認知症化** Verblödung ある
いは**荒廃** Verödung という。

　統合失調症にも一種の認知障害があるとのみかたがある。患
者は知識や道具的な知的機能は保たれているが，無関心で実際
に用いることはなく，ふつうの記憶障害や失語・失行・失認は
ないが，遂行機能は低下している。自己中心的で他人の気持ち
を察して人間関係や社会活動をスムーズに導く社会認知 social
cognition を欠いている，あるいは時間のなかに自分をたてる
ことができず，過去ではなく未来方向への視界が開けない前向
認知症 anterograde dementia などという。

III. いろいろな病気

1. 病気の分類

　たくさんある病気を分類するためには何かしらの基準がいる。分類とは病気に対する考えであり，精神障害をどう理解するかの立場をしめすものである。原因別の分類がもっともわかりやすい。

　　1．体因（身体因）性 somatogenic
　　2．心因性 psychogenic
　　3．内因性 endogenic

体因性は，脳や身体に一次性の原因があるという意味で，器質性，症候性，中毒性精神障害を指している。**心因性**は，ストレス，悩み，葛藤など心理的要因から生じるもので，一般に神経症と呼ばれる精神障害である。適応障害や PTSD などのように因果関係がはっきりわかる場合と，ヒステリーの解離症状などのように患者自身も理由に気づかず，幼少時の体験や無意識のレベルまで探って解釈が必要な場合がある。精神病に似た症状を出すものを，心因反応，反応性精神病などと呼んでいる。**内因性**は，内部からひとりでに起きてくるようにみえる，体因と心因の双方がかかわる精神障害であるが，あいまいなのであ

まり使われなくなった。

1）歴史的な分類

ピネルの分類（1798）

　近代精神医学の黎明期における分類である。スコットランドのカレンの影響をうけ，スウェーデンのリンネ[1]による植物分類をもとにしたもので，客観的に観察し目に見える特徴をとりあげようとする実証的な姿勢がみえる。

　　第Ⅳ綱：神経症
　　第2目：脳神経症
　　亜目2：ウェザニア
　　属：心気症，夢遊症，狂水病，心神狂（マニー，メランコリー，痴呆，白痴)[2]

マニャンの分類（1882）

　19世紀末のフランスを代表する分類で，経過と変質理論による二分法である。

　　A．遺伝素質のあるものにおこる精神病
　　　1．変質のないもの：マニー，メランコリー，慢性妄想病，間欠精神病
　　　2．変質状態：不均衡者，理性的マニー，加害的被害者[3]，急性錯乱[4]
　　B．正常者におこる精神病
　　　てんかん，ヒステリー，認知症，中毒，急性デリール[5]

クレペリンの分類（1909-15)[6]

　　1．外因性のもの：外傷による精神病，脳病による精神病，中毒精神病，感染精神病，梅毒性精神病，進行麻痺，老年・初老期精神病
　　2．原因不明おそらく自家中毒によるもの：甲状腺精神病，内因性認知症化（早発痴呆，パラフレニー），てんかん精神病

1）リンネ Linne, C（1707-78）はスウェーデンの医師，博物学者。ウプサラ大解剖学，植物学教授。分類学の権威で『自然の体系』（1735）の初版に「新しい種は生じない」と記されていたが後の版では削除された。

2）マニー manie はこころの全般精神病，メランコリー mélancolie は部分精神病，痴呆 démence と白痴 idiotisme は知的衰退程度の差である。

3）加害的被害者 persécuté‐persécuteur は自分が被害者だと言いながら，加害的な行動に終始する妄想患者。好訴妄想に相当するパラノイアのこと。

4）急性錯乱 bouffée délirante は急性に発病して変化しやすい幻覚妄想と情動があり転帰のよい一過性精神病。非定型精神病に近い。

5）フランス語のデリール délire は，妄想，精神病のいずれもさす。

6）教科書8版の分類。疾患単位の理念をもとに，状態像の展開と終末像を根拠に，外因性から体質性まで3群に大別されつつ切れ目なく連続した近代的分類に近くなっている。

3．体質性のもの：躁うつ病，心因性疾患，ヒステリー，
　パラノイア，生来性病的状態，精神病質人格，精神発達
　制止

2）現在の分類

ICD-11 （2019）[1]

1．神経発達症
2．統合失調症
3．気分症
4．不安・恐怖症
5．強迫症
6．ストレス症
7．解離症
8．摂食症
9．排泄症
10．身体苦痛症
11．物質使用症、嗜癖行動症
12．衝動制御症
13．秩序破壊・非社会的行動症
14．パーソナリティ症
15．パラフィリア症
16．作為症
17．神経認知障害
18．性の健康関連状態

1）WHO による分類。1893年の国際死因統計からはじまり，ほぼ10年ごとに改訂される。ICD-6（1948）で精神障害が独立しICD-8（1967）でスタンダードになった。ICD-9（1975），ICD-10（1992）。

DSM-5 （2013）[2]

1．神経発達症
2．統合失調症スペクトラム
3．双極症
4．抑うつ症
5．不安症
6．強迫症

2）アメリカ精神医学会による分類。DSM-Ⅰ（1952），DSM-Ⅱ（1968），DSM-Ⅲ（1980），DSM-Ⅲ-R（1987），DSM-Ⅳ（1994），DSM-Ⅳ-TR（2000）。

7. ストレス症
8. 解離症
9. 身体症状症
10. 摂食症
11. 排泄症
12. 睡眠・覚醒症
13. 性機能不全
14. 性別違和
15. 秩序破壊・衝動制御・素行症
16. 物質関連・嗜癖症
17. 神経認知障害
18. パーソナリティ症
19. パラフィリア症
20. 他の精神疾患
21. 医薬品誘発症
22. 他の臨床関連状態

3）特徴のある分類

　精神医学は哲学と同じで，分類も新しいほどよいとはかぎらない。時代をこえて病気を考えるヒントを与えてくれるユニークな分類がある。

シュナイダーの分類（1950）

　経験的二元論に立つ分類である[1]。簡潔でわかりやすい。神経症はどんなに重くても正常からのかたよりに過ぎないのに対し，精神病はどんなに軽くても「病気」であり，それは生命発展のまとまりを欠き，意味規則性や意味連続性が断裂した状態とする。
　A．心的資質の異常変異：異常人格，異常体験反応（神経症）
　B．精神病：
　　1．身体に基礎をおくもの：器質性・症候性・中毒性精

1）経験的二元論 empirischer Dualismus に形而上学的な意味はなく，こころと体を相互に影響し合い経験的に知られている2つの現象とみる。

　神病

　2．まだ身体に基礎が確定されないもの：統合失調症，
　　循環病（躁うつ病）

エーの分類（1963）

　意識野の解体による急性精神病と，人格の解体による慢性精
神病に分ける。臨床にみられるさまざまな病態は，独立した病
気ではなく，異なる原因から生じた解体レベルを示すにすぎな
いという。単一精神病（p.26）の考えに近い。

　A．急性精神病

　　1．躁うつ病発作

　　2．急性幻覚妄想状態

　　3．錯乱・夢幻精神病

　B．慢性精神病

　　1．人格異常（精神不均衡者），神経症

　　2．慢性妄想，統合失調症

　　3．認知症

2．器質性・症候性精神障害

　脳に原因のある精神障害を器質性精神障害，脳以外の体の病
気からおこるものを症候性精神障害という。体因性，身体因性
精神病のことである。病気の種類，臓器を問わず，突発する急
性脳症候群 acute brain syndrom ではすべて意識障害（外因反応
型）［ボンヘファー］[1]をおこし，なおらない慢性脳症候群
chronic brain syndrom ではすべて認知症になる点が共通する。
その中間に通過症候群に代表されるいろいろな表現型がある。
ICD-10では器質性の中に症候性を含ませ，ICD-11，DSM-5
では器質性といわず神経認知障害としている。

1）ボンヘファー Bon-
hoeffer, K（1868-
1948）はドイツの精神科
医。ベルリン大教授。反
ナチズム家族として迫害
された。「急性感染，全
身疾患，内臓疾患にとも
なう精神病」（1912）。

1）意識障害

　単純で量的な意識症状である意識混濁，複雑で質的な意識変化である意識変容（せん妄），意識の拡がりである意識野の症状のいずれもがみられる。

　せん妄は心身の要素（高齢，認知症，発熱，不眠，ストレス，薬物，環境変化，感覚遮断，身体拘束など）が複雑にかさなっておこる。入院患者の10〜30％，癌患者の25％，手術後50％，臨死患者の80％にみられる[1]。

　脳病として脳炎，プリオン病（p.98），脳血管障害（脳梗塞，脳出血），変性疾患，脱髄疾患，脳腫瘍，外傷，てんかんなどがある。脳炎にはウイルス（単純ヘルペス，帯状疱疹，インフルエンザ，麻疹，日本脳炎，HIV など），細菌（結核），真菌（クリプトコッカス），原虫（スピロヘータ，トキソプラズマ）などによるものと，自己免疫ないしアレルギー（急性散在性脳脊髄炎，神経ベーチェット病）によるものがある。発熱，けいれん，精神運動興奮をともない，髄液，抗体価，画像（MRI, SPECT）などを検査する。悪性腫瘍から遠く離れた場所のさまざまな神経障害を傍腫瘍性症候群 paraneoplastic syndrome という。中枢神経系では辺縁系脳炎（うつ，記銘力低下，てんかん，幻覚），脳幹脳炎（嚥下障害，めまい，嘔気），抗 NMDA 受容体脳炎（統合失調症様症状，けいれん，ジストニー，中枢性低換気），小脳変性（運動失調，ふらつき，ふるえ），網膜変性（視力低下），壊死性脊髄症（上行する両下肢麻痺）などが知られている。自己免疫が関係するらしく亜急性に進行し，画像変化と髄液抗体を認める。肺がんが多いが卵巣，子宮，胃，大腸，甲状腺がんもある。

　多発性硬化症（脳・脊髄に大小の脱髄をおこす）は視力障害，運動失調，感覚障害などが寛解・増悪をくりかえし，不安・不穏，人格変化，強制泣き・笑いなどを伴うので解離性障害と誤られやすい。脳腫瘍は頭蓋内圧亢進，水頭症による意識混濁とけいれん，発生部位の局在症候群を生じる。頭蓋内悪性リンパ種は臓器移植，免疫抑制薬の連用，エイズなどにより増えてき

1）精神科医が総合病院で他科領域の精神医学問題を連携して解決に当たることはコンサルテーション・リエゾン精神医学 consultation‐liaison psychiatry。1930年代のアメリカでおこり60年代からひろまった。

ており，無気力，記憶低下，集中困難などを伴う。

　てんかん epilepsy は，突然に生じて一定の順に進展するてんかん発作 seizure を主な症状とする脳病である[1]。症状が一部に限られる部分発作 partial seizure と，広範，同期性におこる全般発作 generalized seizure がある。部分発作には意識消失のない単純性のものと，意識障害と自動症からなる複雑性のものがある。全般発作は意識消失とけいれんを伴う大発作 grand mal が多いが，急に筋の力がぬけて倒れる脱力発作もある。発作の直前に感覚・運動異常や自律神経症状をおこすアウラ（前兆）aura[2]は，発作の前兆ではなく単純部分発作である。

　体の病気として代謝疾患（腎不全，肝不全，高・低血糖，ビタミン欠乏，ポルフィリン症，電解質異常など），内分泌疾患（下垂体不全，尿崩症，バセドウ病，粘液水種，橋本病，副甲状腺機能亢進・低下症，クッシング症候群，アジソン病，褐色細胞種，インスリノーマ，性腺機能低下症など），膠原病（全身性エリテマトーデス），血液疾患（貧血），心肺疾患（心不全，呼吸不全），感染症，悪性腫瘍，手術，臓器移植などである。サイコオンコロジー psychooncology は悪性腫瘍に関する心理・社会的側面を研究する学で，ほかに腎不全（移植，透析）にかかわるサイコネフロロジー psychonephrology，皮膚病（アトピー，円形脱毛症）のサイコデルマトロジー psychodermatology もある。

　内分泌疾患によるものは内分泌性精神症候群［ブロイラーM］と呼ばれ，気分（躁うつ，多幸）と意欲（不穏，興奮，無気力，無関心）の変化をともないやすい。腎不全（尿毒症）や肝不全では不随意運動（振戦，ミオクローヌス），けいれんを示すことがある。人工透析では，頭痛，悪心・嘔吐，不安などの透析不均衡症候群，下肢制止不能（むずむず脚）症候群，睡眠随伴症，皮膚寄生虫妄想を生じることがある。中枢神経に障害をおこす全身性エリテマトーデスを CNS ループスといい，神経症状（けいれん，視力障害，片麻痺，不随意運動）と精神症状（意識障害，躁うつ，幻覚・妄想，人格退行）が混合する。

　手術数日後にせん妄をおこすことが多く，術後せん妄，ICU

1）小説家フローベールのてんかん発作。「突然とりたてて理由もないのに，ギュスターヴは頭を上げ，顔面蒼白になっていく。あたかも飛翔する精霊のように頭上をよぎるアウラを感じとったのだ」『文学的回想』［カン］。

2）アウラはギリシャ語で空気，微風。ギリシャ美術では風をはらむ布で表現した。中世では人物をとりまく放射線になり霊感のある人が体から放射すると信じられた。

症候群などと呼ばれる。脳や体の検査，画像，脳波などで診断
し，原因となる病気の治療をおこなう。夢幻症はせん妄の一部
として脳や体の病気にみられ，夢様状態は側頭葉てんかんに多
い。夢幻様体験型は内因精神病とくに非定型精神病にみられる。

もうろう状態は飲酒酩酊時，てんかん，睡眠障害などにみら
れる。アメンチアや錯乱も，意識の混濁，変容にともなうが，
体因性ばかりでなく，産褥精神病，緊張病，妄想性障害，非定
型精神病など心因性，内因性の急性精神病にもみられる。ガン
ザー症候群（p.83）は，拘禁者に生じる反応性（解離性）のも
うろう状態である。

2）健忘症候群 amnes(t)ic syndrome

記銘力低下と逆向健忘からなる。新しいことはおぼえられな
いが，即時記憶，手続き記憶，概念の形成はよく，人格が保た
れ，逆向健忘の期間がみじかい。両側の海馬，側頭葉内側面に
損傷があり，ベンゾジアゼピンなどの薬物使用，脳外傷，ヘル
ペス脳炎などにみられる。

一過性全健忘 transient global amnesia とは，中高年齢者に突
然生じる回復性の健忘症候群である。ストレス，運動，水泳な
どの誘因があり，急に自分の状況がわからなくなるので不安が
強いが，数時間から1日以内に回復する。椎骨・脳底動脈領域
の一過性循環不全，両側海馬の機能不全，片頭痛などとかかわ
りがあるとされる。

健忘症候群に失見当，作話が加わると**コルサコフ症候群**
Korsakoff syndrome という[1]。意識障害や認知症はなく，言動
も一見ととのっているが，体験しないことをしたかのように語
り，自己の異常に気づかず無関心で気力にとぼしい。両側の乳
頭体，視床などに損傷をもち，アルコール症，前交通動脈瘤，
第3脳室腫瘍，狂犬病予防注射，栄養障害などによる。アルコ
ール依存があり，大量長期に飲酒した後，せん妄に続いて生じ
る場合をコルサコフ精神病と呼ぶこともある。

1）**コルサコフ** Korsa-
koff, SS（1854-1900）
はロシアの精神科医。モ
スクワ大教授。アルコー
ル性麻痺（1887）に名を
残し，非拘束治療，病院
改革をすすめた。『著作
集』（1954）。

3）通過症候群 transit syndrome

　ヴィーク Wieck, HH が1956年に提唱した，回復性で意識障害のない亜急性の器質性・症候性精神障害である。健忘，感情，感情・健忘，幻覚，妄想，幻覚・妄想，発動性欠如の7つの型からなり，疲れやすい軽症から精神活動全般が低下する重症まである。急性の意識障害から慢性の認知症へ移行する中間段階でもある。

　器質性・症候性の幻覚は自覚のある幻覚症性エイドリー（p.67）で要素的な幻視が多い。シャルル ボネ症候群は視力低下があり認知症のない老人に生じる幻視である[1]。中脳幻覚症 hallucinose pédonculaire では脳幹の病気により，夜に人や動物が群れをなして動く色彩的な幻視を見る。嫉妬妄想など器質性妄想は右半球の病気に多い。器質性・症候性の気分・感情障害は，体因うつ病であるが，二次性抑うつ，二次性躁病ともいう。脳卒中後うつ病（p.111）が代表的なものである。

　統合失調症の幻覚妄想を，急性の緊張病から慢性の破瓜病へいたる一種の通過症候群とするみかたもできる。

4）人格変化

　本来の人格傾向がより強くなる場合と，まったく変ってしまう場合がある。前者はもともとけちだった人がもっとけちになる，後者は気の短かった人がまるくなるなどである。年をとると人は多少とも頑固，自己中心的，保守的，心気的になりやすい。

　頭部外傷，脳炎など脳病の後遺症として，情意面の抑制がきかず感情が不安定で攻撃・衝動的になり，道徳や思いやりなどの繊細な高等感情が失われ，ものごとにこだわり，周囲の影響をうけやすい人格変化（人柄の変化）を生じる。薬物依存，アルコール症では，意志が弱くなり，責任と良心を失いやすい。ピック病，皮質下基底核変性症などでは人格変化で気づかれる。てんかんも急性期は意識障害だが，慢性化すると人格変化を生じ，精神病や認知症にもなる。

1）スイスの博物学者シャルル ボネ Charles Bonnet が祖父の症状を記載。

5）神経症状態

　神経衰弱 neurasthenia は，心身の疲労，いろいろなストレス因子（とくに文明生活，工業化，生活の加速）から生じた消耗状態である。刺激に過敏で疲れやすく，気分が不安定で集中できない。慢性疲労症候群 chronic fatigue syndrome は，日常生活ができないほどの全身倦怠を訴える神経衰弱で，微熱，咽頭炎，リンパ節腫脹，睡眠障害などを伴い，ウイルス感染や免疫異常が疑われている。

　ほかに不安，パニック障害，強迫，心気などの神経症症状があらわれる。軽い頭部外傷後に頭痛，疲労，めまい，記憶・意欲低下などの自覚症状が長期続くものを脳震盪後症候群 post-concussive syndrome といい，心理因子や賠償の関与もある。

6）局在症候群

　脳のある部分が損傷したことに対応する症状である。前頭葉に病気がおこると，運動失語がおこり，ものごとをまとめたり課題を解決することができない。損傷が額のあたり（弓隆面，前頭前野）にあると発動性が低下して無関心となり，底のあたり（眼窩面，眼窩前頭野）にあると抑制がとれて無遠慮になる。

　頭頂葉の損傷では，空間や立体的なものがつかみにくくなり失行，空間失認，ゲルストマン症候群（指の名がいえず，左右をまちがえ，文字が書けず，計算ができない）などをおこす。側頭葉が傷つくと，感覚失語，聴覚失認，健忘症候群，クリューヴァー・ビューシー症候群（見えるはずなのに見えていないかのようにふるまい，注意がうつりやすく，性や食の行動に異常がでる）などがおこる。側頭葉てんかんでは，複雑部分発作，幻覚，夢様状態がみられる。後頭葉の病気では，視覚失認，幻視，記憶障害，失見当，アントン症候群（皮質聾や皮質盲の否認）などをおこす。

3．認知症（痴呆）性疾患

　一般に65歳を境に，**老年認知症** senile dementia と**初老期認知症** presenile dementia を分ける[1]。65歳以上の老人に認知症が生じる率は 6 〜 8 ％である。わが国では460〜650万人の患者があり，高齢化社会をむかえてさらに増えると予想されている。

1 ）初老の語は菅原道真の「霜のごとき髭，秋暮れて初老に驚く」による。人と同じく菊栽培も難しい。「菊つくり得たれば人の初老かな」[幸田露伴]。

1 ）皮質認知症 cortical dementia

　大脳皮質の神経細胞が損傷することから，主に記憶と認知の障害を生じて社会生活が困難になる。

　アルツハイマー型認知症 dementia of Alzheimer type （DAT）は，記銘力低下と近いできごとの記憶減退，時の失見当，軽い認知障害にはじまる 1 期（ 1 〜 3 年），短期・長期記憶の追想障害がすすみ，失語（語健忘）・失行（構成失行，観念運動失行，失計算）・失認（視空間失認），人格変化（刺激性，無関心，とりつくろい），場所の失見当から徘徊のみられる 2 期（ 2 〜10年），発動性低下，四肢筋肉のこわばり，人の失見当，失禁，常同症がめだち，寝たきりで全面的な介助を要する 3 期（ 8 年以上）の順にすすむ。これまで50歳ころにはじまる初老期認知症としてアルツハイマー病[2]が知られていたが，脳をしらべてみると老年認知症と差がないことから，近年はまとめてこの名で呼ぶ。わが国では認知症全体の60％を占める。

　1 期には，PET や SPECT で両側頭頂・側頭部の血流・代謝低下を，2 期ころから画像（CT, MRI）上に脳萎縮，脳波に徐派を認めるようになる。脳を顕微鏡でみると，大脳皮質の神経細胞が消失し，βアミロイド蛋白（Aβ，アミロイド・ベータ）からなる老人斑，異常なリン酸化タウ蛋白からなる神経原線維変化がみられる。

　脳の微細構造変化とそれに伴う異常蓄積物質から，分類が再

2 ）アルツハイマー Alzheimer, A（1864-1915）はドイツの精神科医。ミュンヘン大神経病理主任。1906年51歳で発病した女性認知症例の病理所見を報告，後にアルツハイマー病と呼ばれた。

編されつつある。構造変異病 conformational disease は，遺伝子のアミノ酸変異から蛋白の3次元構造が変化凝集し神経細胞を侵害する病気の総称で，ポリグルタミンによるハンチントン病，アミロイド・ベータによるアルツハイマー型認知症，プリオンによるクロイツフェルト・ヤコブ病などをふくむ。タウ異常症 tauopathy は，微小管結合蛋白タウが異常なリン酸化をきたして凝集し神経細胞を損傷する疾患の総称で，17染色体遺伝子の変異があり，アルツハイマー型認知症，ピック病，ダウン症候群，プリオン病，進行性核上麻痺などをさす。

　家族性アルツハイマー型認知症では，第14，19，21などの染色体に原因となる遺伝子が特定されており，孤発例では第19染色体に推定されている。第21染色体異常（21トリソミー）で精神遅滞になるダウン症候群の脳にも，40歳を過ぎるとアルツハイマー型認知症と同じ変化がおこる。

　神経を保護し病気の進行を遅らせる目的で薬物（アセチルコリン賦活薬，抗炎症薬，抗活性酸素薬，ビタミンなど）をもちいるが効果は十分ではない。コミュニケーションをとり，刺激をあたえ，運動と体の管理をおこない，知的な趣味（日記，囲碁将棋，楽器，パソコンなど）を続けることが望ましい。

　ピック病 Pick disease は，前頭・側頭葉の限局性萎縮により認知症をおこす変性疾患である[1]。アルツハイマー型認知症に比べて，もの忘れではなく人格変化と行動異常にはじまる特徴がある。発動低下，無関心，抑制消失などではじまり，すっかり以前の人格と変ってしまい，場所をわきまえず非常識で傍若無人な行為（放尿，盗み，わが道を行く行動など）をして周囲を驚かせる。

　病変の地誌的分布から非アルツハイマー型認知症の多くを包括する**前頭側頭認知症** frontotemporal dementia（FTD）あるいは前頭側頭葉変性症 frontotemporal lobar degeneration（FTLD）という概念が提唱されている。この中にピック病をはじめ，運動ニューロン疾患を伴うもの，進行性失語症，意味認知症などが含まれる。発病は平均58歳，男女差はなく，有病率は60歳台

1）**ピック** Pick，A（1851-1924）はモラヴィアの精神科医。プラハ大教授。1900年ころの臨床所見と脳の肉眼観察が後にピック萎縮症の名でまとめられた。

でおよそ1万人に1人，70歳台ではその半分以下である。

2）皮質下認知症 subcortical dementia

皮質下の基底核，上部脳幹に主病変のある認知症のことで，神経症状をともない，精神活動全般が緩やかになる。

パーキンソン病[1]では手がふるえ（振戦），四肢の筋肉がこわばり（固縮），動作がおそくなるが，認知症の合併は30〜60%である。進行性核上性麻痺では，目の動きが悪く（眼球運動障害），ものが飲み込めなくなり（仮性球麻痺），ろれつが回らず（構音障害），項部にジストニー（緩やかな不随意運動）がおこる。皮質基底核変性症は，左右差のある神経症状に，失語，失行，人格変化が加わる。ハンチントン舞踏病では踊るような不随意運動，人格変化がみられる。

びまん性レビー小体病 diffuse Lewy body disease は，わが国の小阪憲司，吉村正博らが1970年代に発見した変性疾患である。大脳皮質，基底核，脳幹などにレビー小体が数多く現れ，進行性の認知症とパーキンソン症状に幻覚とくに幻視，人物誤認，妄想，うつ，自律神経症状（便秘，尿失禁，起立性低血圧など），ミオクローヌス（速い不随意運動）などが加わる。**レビー小体型認知症** dementia with Lewy bodies（DLB）は，変性による認知症としてはアルツハイマー型に次いで頻度が高く（15〜25%），全身にアセチルコリン系障害がおこり，心筋シンチグラフィでメタインドベノジルグアニジン（MIBG）の取り込み低下がみられる。レビー小体の構成物質は α シヌクレインで，パーキンソン病，レビー小体型認知症，多系統変性症を α シヌクレイノパチーの名称でまとめることもある。治療にはアセチルコリン賦活薬をもちいる。

3）脳血管性認知症 (cerebro)vascular dementia

脳血管障害（出血，梗塞，虚血）により脳組織が破壊されておこる認知症である。わが国で頻度が高いとされてきたが，近年は認知症全体の15%程度に減少し，アルツハイマー型との混

1）**パーキンソン** Parkinson, J（1755-1824）はイギリスの医師。ロンドンで開業。地質，化石に関心をいだき精神障害者の判定，収容規定への提言もある。シャルコーが原著を再発見し1888年パーキンソン病と名づけた。『振戦麻痺に関する小論』（1817）。

合が多い。

　多発梗塞性認知症 multi-infarct dementia とは，大小さまざまな梗塞巣が多発するためにおこる代表的な脳血管性認知症である。以前は高血圧による脳動脈硬化性認知症と呼ばれていたが，認知症と動脈硬化の程度は並行しない。梗塞の場所，大きさ，広がりなどで症状はさまざまであり（まだら認知症），人格が長く保たれ，情動失禁をともないやすく，階段状に悪化する。家族性に発病する報告例が内外からあり，第19染色体の遺伝子変異が知られている。

　脳循環代謝改善薬をもちい，脳血管障害の危険因子（高血圧，糖尿病，高脂血症，喫煙など）をへらして再発を予防する。

4）感染・伝達性認知症

　ウイルス，プリオンなど感染性の病原体により脳実質が損傷しておこる認知症である。一部は治療可能である。

　クロイツフェルト・ヤコブ病 Creutzfeldt-Jakob disease は，解離性障害を疑わせる行動異常にはじまり，広範な神経症状，ミオクローヌスに認知症が加わり，植物状態へと急速に進行する代表的な伝達可能な認知症 transmissible dementia である[1]。画像に進行する脳萎縮，脳波に周期性同期性放電（PSD）をみる。特殊な蛋白質感染粒子（プリオン prion）によるとされており，孤発例は100万人に１人，平均65歳である。ほかに家族遺伝例，1987年に報告された硬膜移植，角膜移植などによる医原例，1994年に発生したウシ海綿状脳症（BSE，いわゆる狂牛病）による変異型がある。プリオンが脳に海綿状変化をおこす病気をプリオン病 prion disease とまとめることがあり，クロイツフェルト・ヤコブ病のほかスクレイピー，クールー，ウシ海綿状脳症，致死性家族不眠症などがふくまれる。

　わが国では1985年にはじめてエイズ患者が報告されたが，患者数は年々増加している[2]。エイズ認知症複合 AIDS dementia complex は，ヒト免疫不全ウイルス（HIV）がおこす脳炎と認知症である。活動の緩慢，引きこもり，無関心など皮質下認知

1）ヤコブ Jakob, A（1884-1931）はドイツの神経病医。ハンブルクの教授。「痙性偽硬化症」（1921）。

2）感染・患者は2004年に１万人をこえ，毎年1400～1500人増加している。

症の病像になる。末梢神経や自律神経症状を伴うこともある。

　進行麻痺 general paresis は，梅毒感染10数年後におこる脳炎と認知症である。瞳孔異常，つまずき言葉，手のふるえなどに，躁うつ，妄想，興奮，栄養障害などが加わる。19世紀には精神科病院入院患者のおよそ20％を占めた。1798年ハスラムが記載[1]，1822年ベイルが脳病理をしらべ，1906年ワッセルマンによる血清診断が確立，1913年野口英世が脳にスピロヘータを確認し，体因精神病の典型，疾患単位のモデルになった。1917年ワグナー　ヤウレックがマラリア療法を考案し，1940年代に精製工業化されたペニシリンの導入で激減した。治療可能な可逆認知症でもある。

1）**ハスラム** Haslam, J (1764-1844) はイギリスの薬剤師。ロンドンのベトレム病院長。『精神病者の精神的あつかい』(1817)。

4. 依存と嗜癖

　外から薬物 drug が体に入り有害な作用をおこすことを**中毒** intoxication といい急性と慢性がある。くりかえすと**耐性** tolerance ができて量が増え，心身が**依存** dependence し薬物を渇望 craving してやめられないと**嗜癖** addiction という。目的をはずれて使うと**乱用** abuse になり，急にやめると不快な**離脱（退薬）症状** withdrawal symptom をおこす。薬にかぎらずアルコール，タバコ[2]までひろげると精神作用物質 psychoactive substance といい，ギャンブルなどの行動異常までふくめると**嗜癖精神医学** addiction psychiatry になる。

2）ニコチンは16世紀にポルトガル大使を務めたフランスの外交官ニコ Jean Nicot に由来。

1）アルコール症 alcoholism

　急性アルコール中毒には，単純酩酊（よっぱらい）と異常酩酊がある。後者には悪酔い，酒癖がわるい程度の複雑酩酊と，もとの人格と質的に異なる興奮をしめし健忘をのこす病的酩酊があり，犯罪がらみで責任能力の有無が問題になる。

　慢性アルコール中毒は，長年（10〜20年）の飲酒から体の症

状（消化器・神経・肝障害）とこころの症状（気分変動，刺激性，人格変化）をしめし，アルコールに依存をもつ，いわゆるアル中のことである。飲む量や時間の自己コントロールができず，飲酒中心の生活になり仕事や対人関係に支障をきたすが，それを認めず自分に都合よく解釈しやすい[1]。

遺伝要因と環境要因があるが，前者ではアルデヒド脱炭酸酵素やアルコール脱炭酸酵素遺伝子との関連，後者では家族が一体化して周囲から隔絶し，夫婦が互いをコントロールしようとする共依存などが知られている。

ビタミン B_1 欠乏によるウェルニッケ脳症（意識混濁，動眼神経麻痺，小脳失調などをおこす脳幹の出血壊死）が知られており，離脱症状として，振戦せん妄（p.59），けいれんなど，通過症候群（p.93）として健忘，コルサコフ症候群（p.92），幻覚症，妄想（病的嫉妬）などがあり，慢性化すると認知症になる。

治療は禁酒による解毒と，断酒を続けるリハビリである。多くは専門施設に入院して薬物で離脱症状を防ぎながら，アルコールの影響を除去し合併症を治療する。入院中は個人・集団精神療法，認知療法，家族指導，アルコール教育などを行い，退院後は自助グループで支援する。補助的に抗酒薬（p.165）を用いることもある。自助グループ self-help group は薬物などを自主的にやめようとする患者会である。1935年アメリカで創立したアルコール患者匿名会 Alcoholics Anonymous（AA）は世界に200万人の会員をかかえる最大グループで，わが国には1963年発足の断酒会がある。ほかに麻薬依存者の Narcotics Anonymous（NA），病的賭博者の Gambler Anonymous（GA）などの匿名会がある。

近年は女性の割合がふえている。男性に比べて依存になる期間が短く（10年以下），年齢が若く（30歳台），臓器障害（肝硬変，性機能障害）をおこしやすい。もとの性格や家庭に問題をかかえ，パニック障害，摂食障害，うつ病などの併発が多く，ほかの薬物乱用もある。妊娠すると，生まれてくる子が顔面の形態異常や精神遅滞になる胎児性アルコール症候群 fetal alcohol

1）「五花の馬 千金の裘 児を呼びもち出して美酒に換え 爾とともに同じく消さん万古の愁い」[李白]。

syndrome をおこす。

2) 薬物依存

　麻薬 narcotics には，アヘン opium とそのアルカロイド（天然のモルヒネ，コデイン，半合成のヘロイン），大麻，コカイン，合成麻薬，幻覚剤が入る。一般に麻薬中毒というと，アヘンアルカロイドの慢性中毒をさすことが多い。

　アヘンアルカロイドは，オピオイド受容体を介して体には口渇，便秘，呼吸抑制など，脳に作用して不安を除き多幸感をもたらすが，しだいに注意が散漫になり，自発性や道徳が低下する。モルヒネは鎮痛薬，コデインは鎮咳薬として医療に用いるが，用法を誤らなければ依存にならない。世界でもっとも乱用されているのはヘロインで，米国では年間 8 万人の注射，吸引，喫煙による乱用があり，低年齢層にひろがりつつある。依存形成は強く，最終投与 4 〜 5 時間後から不安と渇望，自律神経領域の離脱症状（発汗，筋肉痛，下肢けいれん，下痢）を生じる。オピオイド受容体作用薬を用いて離脱症状を抑えながら，精神療法，地域療法を組み合わせて断薬をめざす。

　大麻 cannabis には，花穂や葉を乾燥させたマリファナ，樹脂を成型したハシッシュ[1]，溶媒で抽出した液体大麻（ハシッシュオイル）があり，主成分のテトラヒドロカナビノールを喫煙や経口で用いる。初期には身体浮遊感，解放感，時間・空間の変容，感覚過敏をともなう，いわゆるトリップ（good trip, bad trip）になり，長期使用では幻覚・妄想，錯乱，意欲が低下して無気力になる無動機症候群（無関心，意欲低下，引きこもりなどの人格変化）などをおこす。依存は軽く離脱症状も少ないが，ストレスなどで精神病症状が再燃しやすい。

　コカイン cocain はコカの葉から抽出されるアルカロイドで，注射，喫煙，経口，経鼻で用いる。シナプスのドパミン再取り込みを阻害してドパミン過剰になり，高揚感，全能感，性欲亢進など，いわゆるハイの状態をもたらす。体の離脱症状は少ないが，不快な無気力をおこしやすい。

1) Hachisch はアラビア語の麻。暗殺 assassin の語源。

　　覚醒剤 stimulants とはアンフェタミンとメタンフェタミン（ヒロポン）をさし，1880年代に発見，治療薬として合成された。わが国では後者が第二次大戦時に軍事目的で用いられ，戦後は一般に流出して深刻な乱用問題になった。脳内のドパミンとノルアドレナリン賦活作用があり，注射，過熱吸引，経口で用いる。高揚感，過度覚醒，食欲減退をしめし，多弁，多動，常同行為がみられる。体の離脱症状は少ないが，過眠，過食がある。長期使用で幻覚，妄想，錯乱，興奮をおこし，後に無気力や人格変化を残すので，**覚醒剤精神病**と呼ばれ統合失調症のモデルにされた。中断しても少量の摂取やストレス，不眠，疲労など非特異的要因で自然再燃する。薬物を慢性に投与すると耐性とは逆に過敏性がむしろ高まることを逆耐性現象 reverse tolerance あるいは行動感作 behavioral sensitization といい，動物モデルをつくり覚醒剤精神病の症状形成や再燃しやすさをこれで説明する。臺　弘[1]は統合失調症の再発を似た機転から説明し履歴現象と名づけた。

１）**臺　弘** うてなひろし（1913-2014）はわが国の精神科医。東大教授。「精神分裂病のモデル」（1973）。

　　塩酸メチルフェニデート（リタリン）は，多動障害やうつ病の治療薬であるが，アンフェタミン類似の構造をもち，1980年代から依存・乱用が知られるようになり，処方が制限された。

　　幻覚剤 hallucinogens とは，意識変容をおこし幻覚とくに幻視をもたらすもので，メスカリン，LSD が代表的である。時間・空間の変容，感覚過敏をしめし，高揚感と不安がまじる。強迫的な視覚表象はフラッシュバック（p.79）として知られている。

　　近年は化学構造をわずかに変えて麻薬扱いにならない薬物が出回り，境があいまいになっている。こうした危険ドラッグは，通称フォクシー，デイトリッパーなど約100種類が芳香剤，試薬として販売されている。服用して意識混濁，嘔吐，血圧上昇，けいれんなどをおこすが，特定成分を規制する麻薬取締法では対策が後手にまわりやすく，法改正や規則条例が進められている。

　　有機溶剤 volatile solvents とは，揮発性に富む低分子有機化

合物の総称である。吸引による乱用は1970〜80年代の青少年に，いわゆるシンナー遊びとして非行がらみで流行した。主成分のトルエンによる酩酊感，意識変容をしめし，長期使用では無動機症候群，抑制消失をおこすが離脱症状は少ない。

　睡眠薬 hypnotics のうち，バルビツール酸系薬物はアルコールに似た依存をおこし，不安，けいれん，せん妄などの離脱症状がある。ベンゾジアゼピン系薬物にも長期連用で依存があり，不眠，不安などの離脱症状のほか，健忘症候群のおこることが知られている。

3）病的な癖

　古くから知られる衝動行為である。放浪癖 dromomania，収集癖 collectionism，贈与癖 doromania などは害が少ないが，濫買癖 oniomania，浪費癖 prodigality，病的賭博 pathological gambling は家庭破壊や破産があり，盗癖 kleptomania，放火癖 pyromania になると犯罪である。衝動的に数日間暴飲するのは渇酒癖 dipsomania という。不安障害，気分障害，摂食障害，パーソナリティ障害（反社会性，演技性，境界性），精神遅滞などの併発，劣等感や低い自己評価の代償，幼少時の性的虐待や性的葛藤，女性では月経などとの関連が指摘される。セロトニンとの関連もあるらしく，治療に抗うつ薬（SSRI）を用いることもある。

　抜毛癖 trichotillomania は，10歳台の女性に多い強迫行為で，不安や怒りのコントロール失敗，一種の性倒錯，発達段階の退行，母子問題などが指摘されている。

　空想虚言 pseudologia phantastica は，ありえないことを真実であるかのように物語ることで，誇大的な内容が多く，他人も自分もあざむいてしまう。パーソナリティ障害（演技性）から妄想性障害（空想妄想病，パラフレニー）まである。

5．統合失調症

統合失調症 schizophrenia は，おもに青年期に発病し，多彩な精神症状を示し，進行して認知症様の終末状態にいたることもある代表的な内因精神病である。有病率はおよそ１％，クレペリンが早発痴呆 dementia praecox と名づけ，シャラン[1]は不統一精神病，マイヤーはパレルガシア，ブロイラーはシゾフレニー症候群 Schizophrenien と呼んだ。わが国では精神乖離症，精神分裂病などと訳したが，2002年から統合失調症に呼称変更された。

1）シャラン Chaslin, P（1857-1923）はフランスの精神科医。ビセートルとサルペトリエール病院医長。『精神科臨床と症候学の基礎』（1912）。

1）症状と経過

症状は無為，感情鈍麻，両価性など感情と意欲の面に目立ち，意識と知能は侵されない。考えがまとまらず（連合弛緩），声やことばが聴こえる幻覚（言語幻聴）が多く[2]，まわりの様子を自分に結びつけて悪さをされている（被害妄想），自分はすぐれている（誇大妄想）と思い込む。病気であるとの自覚（病識）がなく，自分ひとりの世界に閉じこもり（自閉）やすい。

2）劇作家ストリンドベリは30歳ころから被害・嫉妬妄想があり妄想型統合失調症ないし妄想性障害といわれる。「ときどき煙出しの管のなかからすすり泣くような子供の声がきこえ，私にとってこれは，なんじは勤勉であるべし，を意味するのだ」『地獄』。

これらのうち，どれが病気の本質を表現している基本症状（基本障害）なのかについては，さまざまな意見があり一致していない。ブロイラーは連合弛緩，感情鈍麻，両価性，自閉の４つを重視し，なかでも連合弛緩を基本症状，ほかのすべては人格が反応した二次的な症状と考えた。ミンコフスキーは患者が現実との生きた接触を失った自閉状態を本質とみている。

シュナイダーは診断に有用な一級症状として，３種の言語幻聴（考想化声，行為批評，問いかけと応答），妄想知覚，自我の障害（させられ体験）を挙げている（p.55）。これらは DSM-IV-TR などの診断基準にも採用されている。統合失調症の幻覚がなぜ聴覚領域の言葉になるのかはよくわからない。自分の存在

そのものが不確かになった患者は，行動をいちいち言葉になおして耳から聴き確認しているようにもみえる。ほかの症状が目立たない初期の患者が，肯定的な自己像を描くことができず，離人症，自動症，自我境界の破綻など軽い自我の障害（p.65）を訴えることは少なくない。

DSM-5 による診断基準

A．特徴的症状：以下の2つ以上が1か月存在
　妄想，幻覚，まとまりのない会話，ひどくまとまりのないまたは緊張病性の行動，陰性症状（情動表出の現象，意欲の欠如）
B．社会的または職業的機能の低下
C．障害が6か月持続
D．統合失調感情障害と気分障害を除外
E．精神作用物質や他の医学疾患を除外
F．自閉スペクトラム症に追加診断する場合は顕著な幻覚・妄想が1か月以上あること

　経過は，いつとはなくはじまり緩やかに進行するものと，急性に発病して再発（シュープ）をくりかえすものがある。よくなっても再発が多いので，治癒したとはなかなかいわず寛解という。1つのシュープは，不眠，集中力低下などの前駆期にはじまり，多くの特徴的な症状がでる急性期から回復期をへて慢性化する。治療によりおよそ半数が回復するが，感情障害の病相（ファーゼ）と異なり回復しても完全にはもとにもどらず，少し人格レベルが下がって安定した慢性期を**残遺状態** residual state という。ここから回復することもあるが，シュープをくりかえして治りきらないと認知症化あるいは荒廃に達し，日常生活はできるが社会生活はむずかしい。

2）病型と関連領域

　破瓜，緊張，妄想の3つの型が代表的である。**破瓜型**は10歳台後半から20歳ころに，成績低下，不登校などで気づかれ，人との交流を避け閉じこもりがち（自閉）で，昼夜逆転など生活が不規則になる。ヘッカー[1]が破瓜病 hebephrenia の名で記載し，現在は解体型 disorganized ともいう。

1）**ヘッカー** Hecker, E (1843-1909) はドイツの精神科医。カールバウムとは姻戚で同じ病院で共同研究した。

緊張型は，カールバウムが緊張病catatoniaの名で記載した
もので，20歳前後に精神運動症状を前景に発病し，興奮と昏迷
をくりかえし，拒絶症，命令自動，反響症状，常同症，わざと
らしさ，カタレプシーなどの症状をともなう[1]。

妄想型 paranoidは，20～30歳に幻覚，妄想を前景に発病す
るもので，マニャンが慢性妄想病（p.27）と呼んだものである。
妄想性障害（パラノイア，パラフレニー）との異同に議論がある。
3つの型は互いに移行がある。緊張型を自我が急速にうしなわ
れる統合失調症の急性段階，破瓜型を慢性段階，妄想型をその
移行期に修復しながらもちこたえる亜急性段階とみることもで
きる。

生活態度全般がおかしく，人格異常や変わり者にみえるが，
統合失調症とする決め手にも欠く軽い患者がいる。協調性がな
くまとまった仕事ができない単純型simple，社会に反抗的な
類破瓜病Heboidophrenieなどである。

偽神経症型統合失調症pseudoneurotic formは1949年ホック
とポラティンが提唱したもので，不安，さまざまな神経症が前
景にたち，一過性に精神病症状がでて20％が明らかな統合失調
症に移行する。体感異常型統合失調症coenästhetische Schizo-
phrenieは1957年フーバーが提唱したもので，30歳ころに奇妙
な臓器感覚異常，自律神経症状をしめし徐々に無関心になるが，
基底核に萎縮をみることがある。

経過をみて転帰のよい非定型群，悪い中核群を区別すること
もある。急性に発病し，意識・感情・精神運動性の多彩な変わ
りやすい症状をしめし，急速に寛解するものは予後良好である。
フランスの急性錯乱（p.86），北欧の統合失調症様精神病，ICD-
11の急性一過性精神病性障害，DSM-5の短期精神病性障害な
どにあたる。

統合失調症と躁うつ病（一部にてんかんを含む）の両方の要
素をしめし，どちらにも当てはまらない一種の非定型群をドイ
ツとわが国では**非定型精神病** atypische Psychoseという。のめ
りこみやすい性格の人が誘因のあと急性に症状が出て，短い多

彩なエピソードをくりかえすが，そのたびに回復して残遺状態にならない。脳波に異常のみられることがあり，間脳・下垂体系の機能低下も推定される。ほぼ同じものを英語圏では**統合失調感情障害** schizoaffective disorder と呼び，1つのエピソード内に統合失調症と気分障害の症状が同時におこるものをさす。

3）原因と治療

遺伝的な素因をもつ人にさまざまな環境因子が重なり発病するとみられている。一卵性双生児の一致率が二卵性より高く，近親者に患者がいると発病率が増えるので遺伝はあるが，効果の小さな複数の遺伝子による相互作用（ポリジーン遺伝）らしい[1]。

妊娠・出産時の合併症，感染などから胎生期に神経発達障害を生じた可能性がある。原因か結果かわからないが，少なくとも一部には脳の形態異常（上側頭回皮質減少，脳室拡大，側頭内側縮小，細胞構築変化），機能異常（前頭活性，情報処理・認知低下），生化学異常（ドパミン，グルタミン酸[2]，セロトニン，カルシニューリン[3]，ディスバインディン[4]など）がみられるとの指摘がある。

生体にもとからそなわる発病しやすさを脆弱性 vulnerability という。ズビンは1970年代に先天・後天的な複数因子（遺伝，発達，学習，環境，神経生理）の相互作用から統合失調症の脆弱性が形成されると考えた。発病しにくさ，発病後の回復しやすさはレジリアンス resilience という。

薬物療法は抗精神病薬を中心とする。幻覚，妄想，興奮などの症状が強いときは定型薬，弱いときには非定型薬を用いる。状態に応じて抗うつ薬，抗不安薬，気分安定薬などをくみあわせ，シュープを防ぐ少量の維持薬に収斂させる。

長いあいだ患者のこころをサポートし続ける個人・集団精神療法（支持，表現，洞察）が欠かせない。身体療法として作業療法（工芸，手作業，農耕，園芸，スポーツ，ダンス，料理），通電療法，訓練療法として社会生活技能訓練（SST），デイケア，

1）原因遺伝子の存在が疑われている染色体は1，6，8，13，22番など。

2）グルタミン酸はアミノ酸の神経伝達物質。哺乳類の脳内で記憶，学習などにかかわるが，過剰になると神経変性をもたらす。数種類の受容体と複数のトランスポーターが知られており，NMDA受容体の機能不全と統合失調症との関連に関心がもたれている。

3）カルシニューリンは脳内蛋白の1％を占めるカルシウム依存性脱リン酸化酵素で，情報伝達や免疫にかかわるらしい。これを欠くマウスでは作動記憶や注意の障害がおこり固執しやすい。

4）ディスバインディンはシナプス前後に存在する蛋白でグルタミン酸の放出や受容体にかかわるらしい。6番染色体に遺伝子があり統合失調症の海馬で減少している。

リハビリテーションなどがある。患者と家族への心理教育は再発を予防する[1]。

6. 妄想性障害

妄想性障害 delusional disorder とは，妄想をもちながら，まともな仕事にもついていて社会機能に大きな低下のない慢性の精神障害のことである。妄想のはっきりしたものから，強い思い込み，支配観念（p.75）に近いものまであり，一見したところ神経症，風変わりな人にみえることもある。

1）パラノイア paranoia[2]

自分が不当に扱われた，本来は自分にあるはずの当然の権利をそこなわれたという侵害妄想 delusion of injury を中心に，被害・誇大的な色彩が混じりあい，エネルギッシュで執拗な復権行動をおこす強力性の妄想性障害である。古くはドイツで偏執狂 Verrücktheit，フランスではモノマニー monomanie と呼んだ。幻覚はなく，次の2つのタイプがあり，互いに移行がある。

1つは解釈妄想病 délire d'interprétation である。周囲のできごとや昔の記憶，体の不調を「あれはおかしい」「これはこういう意味だ」などと，次々に自分に結びつけて妄想的に解釈する。セリュー[3]とカプグラが記載し，クレペリンの教科書8版のパラノイアにあたる。

もう1つは復権妄想病 délire de revendication である。ある特定の支配観念にとらわれ，あくまで損害の補償を求めて乱暴な行動をおこす。高い調子で手のつけられないときと，落ちつくときの波がある。ドイツの好訴妄想（裁判訴訟や国王，社主，新聞などへ投書をおこしやすい），フランスの加害的被害者（自分こそ被害者だといいながら相手を攻撃する）（p.86）に相当する。クレペリンはこのタイプをパラノイアの中核とみていたが[4]，

1）感情表出 expressed emotion（EE）は家族が患者にあらわす感情を測定したもので，家族の否定的なコメントや巻き込まれすぎは病気を再発しやすくする。

2）パラノイアは1818年ハインロートの命名。19世紀の偏執狂は急性，慢性を問わず知的・思考面の精神障害を広く包括していた。

3）**セリュー** Sérieux, P（1864-1947）はフランスの精神科医。サンタンヌ病院につとめ精神医学史に関心をもちルソー，ストリンドベリの病跡もしらべた。『解釈妄想病』（1909）。

4）哲学者ニーチェは進行麻痺らしい精神病を病んだ。「愛のなかには常にいくぶんかの狂気がある。しかし狂気のなかにもまた，常にいくぶんかの理性がある」『ツァラトゥストラ』。

8版では心因性疾患に入れた。

　熱情精神病 psychoses passionnelles は，クレランボーが提唱したパラノイアである。妄想は病的な熱情の上に，要となる1つの支配観念から扇形にひろがり，興奮しやすく闘争的である。恋愛妄想（エロトマニー）[1]を中心に，嫉妬妄想，復権妄想，心気妄想（処置が悪いせいでこうなったと病院を訴える）などを含む。

2）パラフレニー paraphrenia

　クレペリンが8版で独立させた妄想性障害である。妄想が強いわりに感情，意志の障害が少ない。幻覚が前景にたつ系統型，誇大妄想をもつ誇大型，追想錯誤から作話を生じる作話型，変化しやすい空想的な妄想をもつ空想型の4つのタイプがある。今日のドイツでは，発病年齢の高い，人格のくずれの少ない統合失調症とみなされている。

　慢性幻覚精神病 psychose hallucinatoire chronique は，バレ[2]の記載した妄想性障害で，体感異常や不安ではじまり，幻聴と被害妄想が前景を占め，慢性に経過し末期には荒廃ないし症状が常同化する。クレペリンの系統パラフレニー，フロイトのシュレーバー症例，ICD-9のパラフレニーにほぼ相当する。

　空想妄想病 délire d'imagination は，デュプレ[3]らが記載した空想性の強い妄想性障害である。もともと嘘をつきやすい人に，血統，発明などの誇大妄想が，体系化せず次々に限りなく発展する。クレペリンの空想パラフレニーにあたり，フランスのパラフレニーはこれをさす。

　遅発パラフレニー late paraphrenia は，60歳以降の被害妄想性障害である（p.136）。女性に多く人格はよく保たれるが，未婚，一人暮らし，難聴，子どもが少ないなど社会から孤立要素があり，老年期の統合失調症とみなされる。

3）無力妄想 asthenic delusion

　強力性のパラノイアの対極に位置する無力優位の妄想性障害

1）愛の表現にもいろいろある。「鞦韆（しゅうせん）は漕ぐべし愛は奪ふべし」［三橋鷹女］（鞦韆：ブランコ）。「わが胸にすむ人ひとり冬の梅」［久保田万太郎］。「老いが恋忘れんとすれば時雨哉」［蕪村］。「息白く息清くポルシュカ・ポーレ」［土屋広平］。

2）バレ Ballet, G（1853-1916）はフランスの精神科医。サンタンヌ病院教授。『心的異常概論』（編集1903）。「慢性幻覚精神病」（1911, 1913）。

3）デュプレ Dupré, E（1862-1921）はフランスの精神科医。サンタンヌ病院教授。『空想と情動の病理』（1925）。

を表現した著者の造語である。確信に満ちた他罰・闘争的な体系妄想ではなく，不安と疑惑のなかを揺れ動きながら，自己を卑下して引きこもりがちになる軽い非体系妄想をさしており，主題は微小妄想であるが，被害妄想になることもある[1]。

　多くは10歳台後半に，自我の存在（p.64）の不確かさをしめし，何かが失われて自分が低格化したという無力性の自責感，未来が閉ざされて生きていきにくい束縛感ではじまる。何をしても失敗しそうな将来への予期不安，家族や友人から見捨てられる不安，些細なことでめげやすい気分変動，空虚感，アンヘドニア，対人恐怖から，周囲に迷惑をかけることを案じると加害恐怖，思いこむと加害妄想，自分を恥じて責めると微小・罪業妄想になる。前景に立つ症状しだいで，うつ病にも，神経症にも，パーソナリティ障害にも，軽い精神病にも，単なる引きこもりにもみえる。

　敏感関係妄想 sensitiver Beziehungswahn は，クッレチマーが記載した無力優位の関係妄想である。傷つきやすい不全感と自尊心をもつ敏感性格者が，これを刺激されるような体験をすると感情がたかまって妄想をいだく。反応性妄想形成ないし了解できる妄想様観念（p.75）の代表とされる。

　青年期に自分から口臭，腋臭が出て周囲を不快にすると卑下する自己臭恐怖も一種の無力妄想である。わが国で笠原　嘉[2]らが**思春期妄想症** adolescent paranoia などと呼んだ。

　無力妄想は一般に進行破壊的でなく，状況に応じて寛解と悪化を繰り返しながら動揺性に経過する。境界性パーソナリティ障害の大半を無力妄想の復権的進展とみることもでき，進むと統合失調症，パラノイアへの移行がある。老人におこるとメランコリー（退行期）（p.136）になる。薬物療法（抗精神病薬，気分安定薬，抗不安薬），精神療法（支持，洞察），認知行動療法（視点の変換，生活習慣の蓄積），環境調整などをおこなう。

1) 思想家ルソーは晩年無力妄想のなかに生きた。「罪ある者のほうが厚顔でいばりかえり，罪なき者のほうが羞恥と困惑とにおちこむことのいかに多いかを痛感せざるをえない」『告白』。

2) 笠原　嘉（1928-）は神戸出身の精神科医。名古屋大教授。『精神病』（1998）。

7. 感情（気分）障害

躁うつ病 manic-depressive psychosis は，感情と意欲の量的な障害を主な症状とする精神障害である[1]。気分高揚と意欲増進をしめす躁病 mania と，抑うつ気分と意欲減退をしめすうつ病からなっている。depression は，うつ病とうつ状態の両方をさす。これまで統合失調症とならぶ代表的な内因精神病とされてきたが，精神病のニュアンスが少ないために，近年では**感情障害** affective disorder，**気分障害** mood disorder と呼ばれる傾向にある。

1）ベレロポンのうつ病とされる記載。「あらゆる神の憎しみを受ける身になったれば　アレーイオンの野辺を　あまねく唯ひとりさまよい歩いたおのがこころを貪りくらいつ　人間のかようところを避けながら」『イーリアス』［ホメーロス］。

1）体因性の感情障害

脳や体の病気，薬物などから生じるもので，体因うつ病 somatogenic depression のことである。多くの病気，薬が躁やうつを引き起こす。マタニティブルーズ maternity blues は，出産後3〜8日に現れる涙もろさ，不安，不眠などの軽いうつで，自然に回復する。

脳卒中後うつ病 post-stroke depression は，脳梗塞発作後6か月〜2年にみられるうつで，頻度はおよそ20％，左側の前頭葉に多いともいわれる。広く**脳血管性うつ病** (cerebro)vascular depression と呼ぶが，近年は MRI などで身体症状のない無症候性の脳梗塞がみつかるようになり，老年期のうつ病との関連が注目されている。脳卒中後躁病 post-stroke mania はおよそ1％とはるかに少なく，右前頭葉や視床などとの関連が指摘されている。進行麻痺では誇大妄想をともなう躁状態になる。

2）心因性の感情障害

反応うつ病 reactive depression は，親しい人との死別，職場のストレスなど心理要因から反応性に生じるうつのことであ

1）喪（悲哀）の仕事
mourning work は 失っ
た対象への両価性を受け
容れ，思いから離れるこ
ころの営みをさすフロイ
トの概念。

る[1]。要因と症状とのかかわりが，時間的にも内容的にも理解
できるものをさす。慢性の軽いうつは，これまで抑うつ神経症
depressive neurosis と呼ばれてきたが，近年は**気分変調症** dys-
thymia あるいは気分変調性障害 dysthymic disorder という。

　信じて打ち込んできたことが裏目にでて落ち込むことを**燃え
つき** burn-out という。医療や教育の現場で援助的な仕事をし
ている人に多い一種の反応性うつである。反応と思われたもの
が治らず長引くと，内因うつ病と区別がつかない。あるところ
から一段とうつが深まる，あらたにうつ病がはじまるような移
行を二重抑うつ double depression という。

　反応うつ病は多いが，反応躁病はほとんどみない。楽しいこ
とに反応して病的な躁状態になることはないので，躁とうつと
は対称関係にはない。葬式躁病 funeral mania は，喪の悲しみ
を通りこして，うつから躁に転じる例外的な反応躁病である。

3）内因性の感情障害

　内因うつ病 endogenous depression とは，体の病気によるので
もなく，心理要因もはっきりしない，ひとりでに生じたように
みえるうつのことである。うつだけをくりかえす**単極うつ病**
monopolar と，躁うつの2つがある**双極うつ病** bipolar があり，
後者が躁うつ病である[2]。単極うつ病は，病相ないし挿話をく
りかえし，完全に回復して社会機能の低下をおこさない。
DSM-5 では大うつ病性障害 major depressive disorder という。

　こころの症状と体の症状がある。こころの症状は主に抑うつ
気分と意欲減退で，具体的には気が滅入る，淋しい，不安で落
ち着かない，取り返しのつかないことをした，興味がわかない，
おっくうでやる気がしない，根が続かないなどと訴える。体の
症状には，疲れやすさ，不眠，食欲不振，体重減少，さまざま
な自律神経症状（動悸，発汗，のぼせ，頭重，めまい，痛み，
便秘など）がある[3]。寝つきがわるいというより，浅い眠りで
朝早く目がさめてしまい，午前中の気分がすぐれない。

3）症状の心身バランス
が均等でなく身体症状が
前景を占めるうつを，と
くに心療内科で仮面うつ
病 masked depression と
呼ぶ。

　双極うつ病あるいは双極性障害 bipolar disorder は単極うつ

病に比べて，発病が10〜15年はやく，家族に躁病の遺伝があり，病相が短い。軽い躁（軽躁 hypomania）をもつタイプは，双極II型障害 bipolar II と呼ばれて，パニック障害やアルコール依存，行動障害をともないやすい。躁，うつ，軽躁の病相が頻繁に交代して安定した時期が少ないものは病相頻発型 rapid cycling と呼ばれる[1]。多くは女性でうつから始まり，10数年の経過中にスイッチが切り替わるように病相頻発に転じて治療がむずかしい。躁からうつ，うつから躁への移行期に，2つの反する要素がまじりあう混合状態を生じることがある。頭だけさえて気力がでない，沈んでいるのに落ち着かないなど不安定で，事故や自殺の危険がある。

1）患者はラピッドサイクラーという。

4）原因と治療

感情障害の成人における時点有病率は男性2〜3％，女性5〜9％であるが，生涯有病率は大うつ病性障害が男性5〜12％，女性10〜25％，双極性障害は1％である。前頭前野，帯状回，海馬などに血流，糖代謝の変化がみられる。

うつを起こす社会・心理要因として，特有な性格傾向と誘発状況が知られている。クレッチマーの循環気質は，情意の揺れがある善良，温厚な社交家のことで，下田光造[2]の執着性格は，熱中，徹底，几帳面，責任感などの特徴がある。誘発状況として生活・環境・価値観の変動，仕事の役割変化，対象の喪失などが知られている。引越うつ病，荷おろしうつ病，根こぎうつ病，消耗うつ病，喪失うつ病などの誘発うつ病 provozierte Depression がある。

2）**下田光造** しもだみつぞう（1885-1978）は鳥取出身の精神科医。慶應大，九大の教授，米子医大，鳥取大の学長。1932年躁うつ病と災害神経症に多い執着性格をとりだした。

テレンバッハの**メランコリー親和型** typus melancholicus は，うつ病に特有な存在のかたちを性格と発病状況から包括的にとらえようとしたものである。良心的で他者に気をつかう秩序志向のつよい人は，それをおびやかす状況に直面すると，ますます自分を秩序に閉じ込め，達成できない目標におくれをとっていると負い目を感じてうつになりやすい。

内因うつ病の生物学的メカニズムとして，脳内神経伝達物質

笠原・木村の分類（1975）

Ⅰ型：性格反応型うつ病
　　　メランコリー親和型性格者が状況変化に適応しえず呈する，ほ
　　　とんど常に単相のうつ状態
Ⅱ型：循環型うつ病
　　　循環性格を基礎とし，普通明白な発病状況なしに生じる躁・うつ状態
Ⅲ型：葛藤反応型うつ病
　　　未熟依存的自信欠如的性格者が持続的葛藤状況によって生じう
　　　るうつ状態
Ⅳ型：偽循環性統合失調症
　　　統合失調症質者が青春期の困難を背景にして示す，躁うつ病の
　　　仮面をかぶった統合失調症
Ⅴ型：悲哀反応
　　　病前性格に関係なく，悲痛な体験への一過的反応として生じう
　　　るうつ状態
Ⅵ型：その他のうつ状態
　　　症候性医薬原性うつ状態，老年性変化に基づくうつ状態，若年
　　　のうつ状態，分類不能のうつ状態

の生成・放出の障害，海馬の萎縮，視床下部・下垂体・副腎皮質系の亢進が推定されている。シナプスにおける脳内モノアミン（ノルアドレナリン，セロトニン）が枯渇し受容体の感受性が高まるとする説（モノアミン仮説，受容体仮説），ニューロンの伸長や可塑，神経再生にかかわる脳由来神経栄養因子（BDNF）が低下しているとする説（神経栄養因子仮説）などが知られている。

　治療は抗うつ薬（三環系，四環系，SSRI, SNRI）を中心とする薬物療法が主体である。双極うつ病には気分安定薬を用いる。軽症，中等症のうつには個人精神療法を併用する。環境調整や家族へのサポートは，再発予防効果もある。

　安定していたうつ病が風邪をきっかけに悪化したり，インフルエンザの後にも軽いうつが起こる。生体の免疫反応として，リンパ球が放出するサイトカイン（インターロイキン，インターフェロン[1]など）が，脳内の神経伝達物質に何かしら変化をもたらすことが推測されている。こうした精神免疫学 psychoimmunology は，慢性疲労症候群，がんのイメージ治療をはじめ，うつ病の一元的な理解にもかかわる。

1）インターフェロンは抗ウイルス，細胞増殖抑制，免疫調整などの作用をもつ生物活性物質。天然型，遺伝子組み換え型など数種がありC型肝炎，多発性硬化症などの治療に用いる。

うつがきれいに治りきらず長引くものを遷延うつ病 pro-longed depression, 難治うつ病 intractable depression という。薬物療法の効果が十分に得られないときに，通電（電気けいれん）療法，経頭蓋磁気刺激などが試みられる。

季節変化に一致して寛解増悪をくりかえすものを季節性感情障害 seasonal affective disorder といい，多くは秋冬にうつになり，春夏に回復あるいは軽躁になる。高緯度地域の20歳台の女性に多く，生体リズムの異常が推定されており，高照度光療法[1]が有効である。

1）2500〜3000ルクスの高照度光を早朝2時間，3〜7日照射する。生物時計をリセットして網膜の感受性や神経伝達物質を補正するとされる。

8．不安・強迫性障害

1）不安障害 anxiety disorder

これまで不安神経症と呼ばれていたもので，急性型と慢性型がある。**パニック障害** panic disorder は，パニック発作（p.71）をくりかえす急性の不安神経症である。10歳台後半に発病し，女性は男性のおよそ2倍，生涯有病率は2〜3％で，広場恐怖に移行するものがある。身体症状が強いので，血液や臓器をしらべて体の病気を除外する。抗うつ薬（SSRI，三環系），抗不安薬による薬物療法，行動療法（暴露，脱感作，モデリング）を行うと，およそ半数が寛解する。

全般性不安障害 generalized anxiety disorder は，浮動不安を主とする慢性の不安神経症である。中年の主婦に多く，生涯有病率は3〜5％である。うつ病，アルコール症，社交恐怖，特定恐怖などの併発が高いので，均一な病気かどうか疑わしい。SSRIや抗不安薬の効果はパニック障害より低く，再発して慢性に経過しやすい。

2）恐怖症 phobias
a. 広場恐怖 agoraphobia[2]

2）アゴラはギリシャの町の中心にある多目的広場。市がたち集会をおこなった。

慣れた場所を離れて孤立する状況を恐れること。広場とは広い空間ではなく，疎遠な屋外，公共の場という意味なので，外出恐怖，遠出恐怖，閉所恐怖，乗物恐怖，街路恐怖などを含む。20〜30歳台の女性に多く，パニック発作を伴うことがある。

b. 社交恐怖 social phobia

対人場面を過剰に緊張し避けようとすること。**対人恐怖** anthropophobia ともいう。同席恐怖，交際恐怖，赤面恐怖，表情恐怖などがあり，患者本人は自分の性格的な問題だと思っていることが多い。ある状況下における特定行為の失敗ばかりでなく，社交全般を恐れる全般型はより広く社交不安障害 social anxiety disorder と呼ばれる。

他人に危害や不快を与える要素が加わると加害恐怖 blaptophobia といい，青年期に口臭，腋臭などを気にする自己臭恐怖[1]，目つきが悪いと悩む自己視線恐怖などが知られる。妄想に近いものはわが国で思春期妄想症 adolescent paranoia （p.110）などの名があり，症状の内から外への方向性を重視して自我漏洩症状（p.65）とまとめることもある。

1）嫌われ者は鼻つまみで，ラテン語の匂い odor と嫌悪 odium は語源が共通する。

c. 特定恐怖 specific phobia

対象が限定されたもので，単純恐怖 simple phobia ともいう。学術用語になっている恐怖症は200以上あるが，大半はここに入る。子どもに多い動物恐怖，暗闇恐怖，大人にもある高所恐怖，結婚恐怖などである。

d. 疾病恐怖 illness phobia

汚れに触れて病気がうつることを恐れるもので，対象の多くは梅毒，エイズ，インフルエンザなどの感染症である。不潔恐怖 mysophobia から洗浄，確認など強迫行為を伴いやすい。肥満恐怖は摂食障害にみられるやせ願望で身体イメージの誤りをともなう。

恐怖症の治療は，βブロッカー，抗うつ薬，抗不安薬による薬物療法，行動療法（系統的脱感作，暴露），精神療法（支持，表現，洞察）を行う。

3）強迫性障害 obsessive-compulsive disorder

不合理だとわかっているのにとらわれてしまう思考面の強迫 obsession と，これを解消しようとついおこなう行動面の強迫 compulsion からなるもので，これまで強迫神経症と呼ばれた。生涯有病率はおよそ2％，男女差はなく20歳台前半の発病が多い。

うつ病，不安障害，恐怖症，統合失調症，摂食障害，アルコール症，パーソナリティ障害など，さまざまな病気が併発する。強迫性障害から統合失調症へ移行するものは2～10％，統合失調症の患者が経過中に強迫症状をしめす場合はもっと多い。摂食障害の患者はもともとこだわりが強く20～30％に強迫性障害をともなう。不安やうつは，二次的な合併とみられる。

SSRI による薬物療法が中心で，しばしばうつ病より高用量，長期間を要する。行動療法（暴露，系統的脱感作），認知療法，森田療法などを併用する。

4）ストレス反応 stress reaction，適応障害 adjustment disorder

ストレス因子（ストレッサー）による反応性の精神障害，神経症である。災害，戦争などストレス因子の強い場合をストレス反応（ストレス障害）と呼び，上司とのトラブル，仕事内容の負担，失恋など日常範囲の場合に適応障害という。ストレス反応が程度の差はあれ誰にもおこりそうなのに対して，適応障害は個人の弱さ，対処能力の低さが問題になりやすい。

ストレス反応では不安，緊張が強まり，いらいらして怒りっぽく（刺激性），周囲を警戒してささいなことにびくつき（驚愕反応），物音に目をさまして安眠できない（過覚醒）。放心した様子で現実感がなく，起きたことの重要な部分が思い出せないが（解離，選択健忘），苦痛な記憶は悪夢やフラッシュバック（p.79）の形でくりかえしよみがえる（再体験，記憶増進）。興味や関心がわかず（無感情），体験にかかわる場所やものごとを避け（回避行動），引きこもりがちになる。

心的外傷後ストレス障害 post‐traumatic stress disorder

（PTSD）は，天災（地震，噴火，洪水）や人災（事故，爆発，戦争）による生命を脅かす強い心的外傷（トラウマ）から，しばらく間（1～3か月）をおいて引き起こされる反応である。自身にふりかかるばかりでなく，悲惨な場面の目撃，家族の不幸なども心的外傷になる。わが国でも阪神淡路大震災，地下鉄サリン事件などを契機に知られるようになった。PTSDはDSM-Ⅲ（1980）の不安障害のなかに初めて登場したが，実際には戦争神経症，災害神経症，心的外傷恐怖などとも呼ばれて，古くから記載がある。

　患者の安全を確保し，サポートしながら体験を客観化するためにSSRI，抗不安薬，睡眠薬による薬物療法，行動療法を行う。およそ半数が3か月で回復するが，残りは長引きやすい。

　適応障害の主症状は，不安とうつである。子どもでは退行し，青年は無謀，攻撃的になりやすい。ストレス因子を洗い出し遠ざけると，大半は6か月以内に治るが，後になってアルコール依存などになる例があるので，ストレス マネジメントを高める訓練がいる。

1）**セリエ** Selye, H（1907-82）はウィーン出身の内分泌学者。モントリオール大実験研究所長。「汎適応症候群」（1936）。

　カナダのセリエ[1]は，生体がストレス因子（外傷，中毒，寒冷，病気など）にあうと刺激の種類に関係なく，下垂体・副腎皮質の内分泌系を軸とする防衛反応をおこすというストレス学説（汎適応症候群 general adaptation syndrome）をとなえた。

9. 身体表現性障害

2）「哀（かな）しみは身より離れず人の世の愛あるところ添ひて潜める」〔窪田空穂〕。

　こころはすべて体を介して表現される[2]。**身体表現性障害** somatoform disorders は体に表れたこころの病気のことで，症状にもこころ寄りから体寄りまである。

1）**解離性障害** dissociative disorder
　演技的で未熟な性格（顕示型，演技性，ヒステリー性格）の人

におこる心因反応，神経症のことで，**ヒステリー** hysteria と呼ばれていた。見た目に派手な身体症状をおこす**転換障害**（転換ヒステリー conversion hysteria）と，意識が解離して人格の統一がなくなる**解離障害**（解離ヒステリー dissociative hysteria）がある。ヒステロは子宮のことで，ギリシャ時代は子宮が体内を移動して症状をおこす女性の性的欲求不満と考えられ，その影響から19世紀まで治療に子宮摘出がおこなわれた[1]。

　体の運動面には，手足が動かず（脱力，麻痺），体が弓のように反り返り（後弓反張），けいれんし，立ち上がれず（失立），歩けず（失歩），声が出ない（失声）などがある。感覚面として，あちこちの痛み（乳房痛，卵巣痛），鈍さ（手袋・靴下型感覚麻痺），のどがつまる（ヒステリー球），目が見えにくい（視野狭窄）など，さらに息苦しさ（呼吸困難），嘔吐，発熱などの自律神経症状もある。内村祐之[2]は単純な刺激語で反響症状，カタレプシーなどを生じるアイヌのイムを原始的なヒステリーとみた。

　こころの症状には，健忘（選択健忘，全生活史健忘），もうろう状態，失踪（解離性遁走），昏迷（解離性昏迷），ガンザー症候群（p.83），多重人格（解離性同一性障害）などがある。

　病像がドラマチックで変化しやすいクロイツフェルト・ヤコブ病，多発性硬化症などは初期に解離性障害と誤診されやすい。検査に異常がなく説明できない症状をみると，すぐにヒステリーと診断する医者がいる[3]。

　解離性障害には，意図的でない病気への逃避があるとされる。外的な誘因から意図的に病気のふりをするのは**詐病** simulation といい，外的誘因のない場合を**虚偽障害** factitious disorder というが，どちらとも区別しにくい場合が少なくない。はじめは偽っていたのが，途中から症状がでて神経症になる例もある。ミュンヒハウゼン症候群は嘘の多い劇的な生活史をのべ，身体症状を捏造（針を飲みこむ，わざと出血する，検体をさしかえる）し，病院を転々として入退院をくりかえして周囲をふりまわすもので，1951年エ（ア）シャー Asher, R がほらふき男爵 Münch-

1)「突然ヒステリー性の窒息発作が現れることがある。これは男性と交渉のない女性，年とった女性に多い。こういう女性の子宮は軽いからである」[ヒポクラテス]。

2) **内村祐之** うちむらゆうし（1897-1980）は東京出身の精神科医。東大教授。『精神医学の基本問題』（1972）。

3)「いったん心因性ということになると，まともな病人としては扱われなくなった。子宮摘出による女性喪失感に加えて仕事がいやなために病気になりたいという願望からこのような症状をくりかえしているというのが，多くの医師の考えであった」『癒されて生きる』[柳澤桂子]。

hausen にちなんで名づけた。母親が子どもに人工的に症状を
つくる代理型もある。

2）心気症 hypochondriasis

　健康や身体のささいな不調に過剰にこだわることを心気症と
いう。頭痛，めまい，疲労，集中低下などの自覚症状を仔細に
観察してノートに書きとめ，医学書を読み，質問を用意して医
師にくいさがる。病院の対応を批判し，エネルギッシュに手紙
を送りつけたり，新聞に投書したりする好訴的な患者（心気パ
ラノイア）もある。体感症（セネストパチー）や，ミュンヒハウ
ゼン症候群も広い意味では心気症に関連する。

　身体化障害 somatization disorder は，おもに若い女性が多数
の身体症状を訴える神経症である。あちこちの痛み（頭痛，腹
痛，関節痛，排尿痛），胃腸症状（吐き気，下痢），性的症状（月
経不順，性的無関心），神経症状（脱力，麻痺，けいれん）などが
次々におこり，変りやすく数年続く。ブリケ症候群ともいう[1]。

1）**ブリケ** Briquet, P
（1796-1881）はフランス
の内科医。ヒステリーの
臨床研究をおこない男性
例もあること，原因が性
的欲求不満でなく持続す
る情動や悲嘆にあること
をしめしシャルコーへの
道をひらいた。『ヒステ
リーの臨床・治療概論』
（1859）。

3）心身症 psychosomatic disease

　心身症とは，発病や経過に心因が強く関与する体の病気であ
る。研究する学問を心身医学 psychosomatic medicine という。
あらゆる病気は心理的な影響をうけるが，免疫や自律神経を介
するものが多く，神経性皮膚炎，リウマチ様関節炎，気管支喘
息，本態性高血圧症，消化性潰瘍，潰瘍性大腸炎，甲状腺機能
亢進症の7つが代表的である。自分の感情を適切に表現できな
い失感情（言語化）症 alexithymia があるとされる。

　自律神経症状を前景とする心身症あるいは神経症を，身体表
現性自律神経機能不全 somatoform autonomic dysfunction の名
でまとめることもある。心臓神経症，胃腸神経症，空気嚥下症，
過敏性腸症候群，過呼吸症候群，心因性頻尿などである。

4）自殺と自傷

　自殺 suicide は自ら命を断つ行為である。思いつめることを希死念慮，実行に移すことを自殺企図という。精神障害によるものと，そうでないものがある。最も多い病気はうつ病で，重度うつ病の15％に自殺の危険がある。ほかに統合失調症，てんかん，妄想性障害などがある。病気以外では，つらい現実から逃れたい逃避自殺，嫉妬などから衝動的におこなう短絡自殺，人目をひきたい狂言自殺，他人をまきこむ拡大自殺などがある。わが国では年間2万数千人の自殺があり，その大半（70〜80％）が何かしらの精神障害にかかわる[1]。

　自傷 self-mutilation は，自殺を目的としないで自分の体を傷つける行為である。壁に頭を打ちつける，リストカット，過量服薬，煙草の火を押しつけるなどだが，抜毛，タトゥ，ピアスなどが加わることもある。統合失調症，てんかん，うつ病，解離性障害，パーソナリティ障害などにみられる。レッシュ・ナイハン症候群は酵素欠損による遺伝性代謝障害で，精神遅滞，高尿酸血，アテトーゼ，指や唇をかむ自傷をしめす。事故頻発人格 accident-prone personality は，一見不可抗力にみえる事故を繰り返す人のことで，無意識の意図をもつ自傷に近いという。

　手首自傷症候群 wrist-cutting syndrome は，ささいなきっかけから刃物で手首や腕を切る衝動行為で，未婚の女性に多い[2]。習慣化しやすく，まわりにも波及（感応現象）する。不安，うつ，虚しさを抱えていることが多く，無意識に関心をひく意図，外へ向ける怒りの代償，離人症からの脱却などのほか，自罰要素もあり，一時的な解放感，満足感をともなう。適応障害（不登校，引きこもり），パーソナリティ障害（境界性，演技性），解離障害（健忘，逃避，多重人格），摂食障害（過食）のほか，無力妄想，統合失調症にもある。精神療法，認知療法，薬物療法（SSRI）をおこなう。

[1] 全世界で毎年2000万人の自殺企図があり100万人が死亡する。わが国では1997〜2011年3万人を越えていたが2015年に2万5千人を下回った。

[2] 「師走来るリストカットの少女にも」［高澤晶子］。

10. 生理機能に関連する精神障害

1）飲食の障害

　神経性無食欲症 anorexia nervosa は，主に青年期の未婚女性（12〜19歳）に高度のやせ，拒食，無月経などを生じる。もとは過剰適応して手のかからないよい子が，完全癖，強迫的になり極端に走る。有病率は0.5〜1％，現代のようにスリムな体が美人の基準でなかった昔から知られ，19世紀イギリスのガル，フランスのマルセ[1]，ラゼーグ，江戸中期わが国の香川修庵（p.47）に記載がある。

　神経性大食症 bulimia nervosa は，衝動的なむちゃ食い binge eating をくりかえし，自己誘発嘔吐や下剤乱用の浄化行動 purging behaviors をおこなう。有病率は1〜3％，自責や抑うつ気分，無気力をともない，自傷（p.121），浪費，万引き，飲酒などの問題行動をおこしやすく，境界性パーソナリティ障害とかさなる部分が少なくない。

　神経性無食欲症と神経性大食症は，ともに肥満恐怖（やせ願望），身体イメージ body image の誤り（腹がふくれている，足がふとい，まだやせ足りない）をもつ食行動の異常で，前者から後者への移行があり摂食障害 eating disorder の名でまとめる。神経性無食欲症を一種の拒絶症，神経性大食症を抑制消失とみて，ともに意欲の症状としてとらえることも，訂正できないこだわりの強さを一種の妄想とみることもできる。心理的には女性性と自我同一性の確立に直面する思春期における愛着と摂食の混乱，口愛・肛門期への退行，家庭問題（過保護な母親，影のうすい父親，不安定な家族構造）などの指摘があり，視床下部・孤束核系の機能異常，脳内伝達物質（ニューロペプチド，オピオイド，レプチン，セロトニンなど）の変化が推定されている。

1）Marcé, LV（1828-64）はフランスの精神科医。サンタンヌ，ビセートル病院に勤務したが早世。マニャンは彼の下でアンテルヌの教育をうけた。「食欲不振にせよ消化による不快にせよ，症状が強まると患者たちは食べてはいけない，食べられないという妄想確信に達する。胃の神経症が脳の神経症に形をかえるのである」『心気デリール』（1860）。

治療への動機づけが必要であり，非経口栄養補給（鼻腔チューブ，経中心静脈高カロリー輸液）をおこない，電解質などの生化学バランスを補正し，合併症を予防する。薬物療法（SSRI，抗不安薬，抗精神病薬），精神療法（支持，洞察），行動療法（オペラント技法，セルフモニタリング），認知療法（身体イメージや価値観の改善，問題解決への対処）などがある。医師，看護師，臨床心理士，作業療法士，栄養士，PSW などによるチーム医療が推奨され，家族への働きかけも欠かせない。10年ほどたつと半数以上が回復するが，再発，慢性化，死亡もある。

異食症 pica[1] は食べ物でないもの（泥土，紙，毛髪，金属，氷，洗濯糊など）をくりかえし口にする食行動異常ないし食欲倒錯である。精神遅滞，認知症，統合失調症，妊婦などにみられる。心因性多飲 psychogenic polydipsia は，口がかわくといって大量に水を飲むことで，とまらないと意識障害をともなう水中毒になる。アルコールを衝動的に数日暴飲するのは渇酒症 dipsomania といい，気分変動をともなうことが多い。

1）pica はラテン語のカササギで，巣にいろいろなものを持ちこむ。食べものを大量摂取する food pica と食べもの以外を食べる non‐food pica がある。

2）睡眠の障害 sleep disorder

ヒトの睡眠は脳波，眼球運動，筋電図などのポリグラフ記録によりレム睡眠 REM sleep とノンレム睡眠 NREM sleep に分けられる。前者は眼球運動と体動をともなう発生的に古い睡眠をさしおよそ90分周期で現れる。後者は大脳皮質の発達に応じてふえる発生的に新しい睡眠で体動が少なく副交感神経優位の休養状態である。不眠ではノンレム睡眠が減少しやすい。

不眠（症）insomnia のパターンには，なかなか寝つけない入眠障害，夜中に何回も目が覚める中途覚醒，眠りが浅い熟眠障害，朝早く目が覚める早朝覚醒がある[2]。ナポレオンのように3時間で足りるのは短時間睡眠者で不眠とはいわない。不安障害では入眠障害，うつ病では熟眠障害や早朝覚醒が多い。統合失調症では内的体験にとらわれて入眠が障害されやすいが，緊張病や非定型精神病で短い眠りと過眠が交代にみられることがある。短時間型から長時間型の睡眠薬を，不眠のタイプにあわ

2）「長いあいだ，私は夜早く床に就いた」『失われた時をもとめて』[プルースト]。

せて使い分ける[1]。

脳病（パーキンソン病，多系統変性症，ハンチントン舞踏病，認知症，脳血管障害，脳幹障害など），身体病（肺気腫，気管支喘息，胃食道逆流症，消化性潰瘍，結合識炎，慢性疲労症候群など），環境（気温，騒音，明暗，天候変化など），高地登山，女性では月経前と閉経時に不眠がおこりやすい。致死性家族不眠症は，進行性の不眠，自律神経症状，不随意運動（ジストニー，ミオクローヌス）をおこす遺伝性プリオン病（p.98）である。下肢制止不能（むずむず脚）症候群 restless legs syndrome とは，貧血，妊娠，腎不全，糖尿病，悪性腫瘍などをもつ人が夕方から夜に下肢の不快を感じて，いてもたってもいられず不眠になることである。小児では，食物アレルギーや夜食などが不眠の原因になることがある。

覚醒剤，コカイン，カフェインなどの中枢神経に刺激作用をもつ薬物の使用や離脱で不眠がおこる。ほかに治療目的の薬物（抗コリン薬，抗ヒスタミン薬，血圧降下薬，気管支拡張薬，ステロイドなど），有害物質（金属水銀，有機水銀，鉛，砒素，銅，有機リンなど）でも不眠になる。アルコールは適量で中枢神経を抑制し入眠効果があるが，中断すると不眠になるので，飲み続けるという人が少なくない。

過眠（症）hypersomnia をおこすものには，脳病（脳炎，頭部外傷），ナルコレプシー，反復性過眠症，睡眠時無呼吸症候群などがあり，統合失調症やうつ病の経過中にもある。

ナルコレプシー narcolepsy は，15歳ころから日中に居眠りをくりかえし，強い感情（笑い，怒り）で手足の力がぬけ（カタプレキシー），入眠時に鮮明な夢や幻覚を見て，金縛り（睡眠麻痺）になる[2]。間脳から中脳にある覚醒維持機構がうまくはたらかず，神経ペプチドの一種オレキシンの低下がある。睡眠ポリグラフ検査（一夜連続して脳波，筋電図，呼吸などを記録する）で診断がつき，昼の眠気に精神賦活薬，カタプレキシーに抗うつ薬，夜の睡眠分断に睡眠薬をもちいる。規則正しい生活指導をして，学校や職場に病気の理解をもとめる。

反復性過眠症 recurrent hypersomnia は，青年期に1週間ほど続く過眠（終日臥床，無関心，退行）をくりかえすもので，10歳台の男子に多い。食欲低下ないし過食，性的抑制消失をともなうことがある。発作時以外は無症状で成人になると自然治癒する。クライネ・レヴィン症候群ともいう。

睡眠時無呼吸症候群 sleep apnea syndrome は，眠りのあいだ頻繁に呼気が止まり低酸素血症をおこすことである。いびきがひどく眠りが分断されるので昼間の眠気がつよい。肥満による上気道閉塞型が多く，有病率は中年男性の3〜5％，女性は半数以下である。体重をへらし，鼻マスクを使用した持続陽圧呼吸をおこなう。口腔，口蓋の手術もよい。換気を調節する延髄に病変をもつ中枢型もある。

生体と環境のリズムが同調しないものは概日リズム睡眠障害 circadian rhythm sleep disorder という。海外旅行の時差，24時間の交代勤務による場合などがある。睡眠相後退症候群 delayed sleep phase syndrome は，睡眠相が社会生活のスケジュールから後にずれてしまうもので，午前2〜6時に就寝するので欠席，遅刻をくりかえす。逆に前にずれこむのは睡眠相前進症候群 advanced sleep phase syndrome といい，夜6〜9時に寝て朝2〜5時に目覚める。ヒト本来の概日リズムはおよそ25時間だが，これを24時間に同調させることができない。遅くまで起きている習慣のついた夏休み明けなどに生じやすい。高照度光療法（p.115），薬物療法（メラトニン[1]，ビタミンB_{12}など），生活習慣の改善などをおこなう。

睡眠随伴症 parasomnia は，眠りのあいだにみられる行動異常である。目覚める段階に問題があるものに，寝ぼけが長引いて酔ったように見える睡眠酩酊（錯乱性覚醒），夜中に急に起き上がり歩きまわって後で憶えていない遊行症（夢遊），不安になって叫び声をあげる夜驚症（睡眠時驚愕症）がある。睡眠の前半におこり小児に多く遺伝要素がある。眠りに入る，眠りから醒める移行期におこるものとして，リズミカルな不随意運動，ひきつけ，寝ごと，こむらがえりなどがある。レム睡眠に関連

1）メラトニン mela-tonin はセロトニンから合成されるホルモンで松果体から夜に分泌される。受容体1が睡眠に関連し概日リズム同調作用をもつ。睡眠薬として市販されている。

するものに，金縛り，勃起障害のほか，悪夢を見てその内容に一致してなぐる，けるなどの異常行動をとるものがある。小児には歯ぎしり，いびき，夜尿，嚥下異常，ジストニー，突然の心・呼吸停止（ぽっくり病）などもある。

3）性の障害[1]

性欲過剰 hypersexuality には男性色情症 satyriasis と女性色情症 nymphomania がある。抑制消失のあらわれとして，脳病（認知症，側頭葉損傷），躁病，統合失調症にもみられる。無力妄想や境界性パーソナリティ障害では低い自己評価を否認，合理化して過食，浪費と同じく性的放縦の悪循環に陥ることがあり，セックス依存症 sexual addiction とよばれる。

性欲減退 hyposexuality には男性の性的不能症 impotence と女性の冷感症 frigidity がある。近年はこうした侮蔑的ニュアンスをさけて性器反応不全 failure of genital response，勃起障害 erection disorder，オルガズム機能不全 orgasmic dysfunction などという。成人男性の5～10％が勃起障害を，女性の20～25％がオルガズム問題をかかえているとされる。心理要因が大きいが，身体病（糖尿病，ホルモン低下），薬物（アルコール，麻薬，血圧降下薬，ステロイド，抗ヒスタミン薬，抗うつ薬，抗不安薬など）でもおこる。

　性欲の質的な異常である性倒錯には，性対象の倒錯 inversion と性目標の倒錯 perversion がある。前者には同性愛，小児性愛，死体性愛，近親相姦，獣姦，服装倒錯，フェティシズムなどが入り，後者には露出症，窃視症，サディズム，マゾヒズムなどが含まれる。

　性愛の異常範囲は社会の寛容度でかわる。DSM-5 では性倒錯をパラフィリアとよびかえ，同性愛をはずしている[2]。生物学的な性別（雄 male，雌 female）と心理・社会的な性別（男らしさ masculinity，女らしさ feminity）が一致しないことを性同一性障害 gender identity disorder という。自らの性別に持続的な嫌悪をもち，反対の性に同一感を抱いて服装，身のこなし，

1）異常性欲の分類をはじめて試みたのはクラフト・エビングである。各国の裁判所で異常性欲者の鑑定にあたった。『性的精神病質』（1886）は生前に12版を重ね数か国語に訳された。サディズム，マゾヒズムは彼の造語。

2）レスビアン lesbian はレスボス島の住人。島出身のギリシャの女流詩人サッポー Sappho が女性の同性愛を賛美した。

言葉づかいなどで表現しようとする。体そのものまで変えたく
てホルモン療法や手術をおこなうと性転換症 transsexualism に
なる。

11. パーソナリティ（人格）障害

　パーソナリティそのものの障害なのか，病気による人格表現
なのか議論がある[1]。ピショー[2]にもとづいてその起源から4
つのグループに分けてみる。

1）神経症の研究から得られたパーソナリティ異常

　強迫性パーソナリティ障害 obsessive-compulsive personality
disorder（DSM-Ⅳ，DSM-5）あるいは**制縛性パーソナリティ
障害** anankastic personality disorder（ICD-10，ICD-11）は，強迫
神経症をもとにしている。完全癖があり，几帳面，強情でかた
く，融通がきかない。精神分析では発達の肛門期に関連づけて
肛門性格という。

　ヒステリー性パーソナリティ障害 hysterical personality dis-
order（DSM-Ⅱ）あるいは**演技性パーソナリティ障害** histrionic
personality disorder（ICD-10，DSM-5）は，ヒステリーをもと
にしている。未熟で，まわりの関心をひくために嘘をつき芝居
をする。顕示型精神病質人格にあたる。

　依存性パーソナリティ障害 dependent personality disorder
（ICD-10，DSM-5）は，自信がなくものごとを決められないの
で他人にたよる。不安，うつ，心気的になりやすい。無力性，
受動性などともいう。

　多重人格障害 multiple personality disorder（ICD-10，DSM-Ⅲ-
R）は，ひとりのなかに子ども，攻撃，異性など複数の人格を
生じることで，移行期に健忘をおこす。北米で幼児虐待をうけ
た女性に多く，わが国でも1990年代から帰国子女を中心に増え

1）「精神病は人格を素
材として症状を現す」
［シュナイダー］。

2）ピショー Pichot, P
（1918- ）はフランスの
精神科医。サンタンヌ病
院教授。世界精神医学会
長（1977-83），仏日精神
医学会長。『20世紀の精
神医学』（1983）。

ている。背景には本や映画による流行，児童虐待への関心など
がある。DSM-5，ICD-11では人格より解離を強調して解離性
同一性障害 dissociative identity disorder と呼ぶ。

2）精神病の研究から得られたパーソナリティ異常

　　猜疑性パーソナリティ障害 paranoid personality disorder
（ICD-10，DSM-5）は，パラノイアから導かれた。疑い深くし
つこく，他人への不信がつよい。権利の侵害に過敏で，自分の
かかえる不全感を他人に転嫁し，闘争的になる。

　　回避性パーソナリティ障害 avoidant personality disorder
（DSM-5）あるいは不安（回避性）パーソナリティ障害
anxious（avoidant）personality disorder（ICD-10）は，劣等感が
つよく批判や嫌われることを恐れて身を退いてしまう。自信欠
乏型精神病質人格にあたり，敏感関係妄想や無力妄想に関連が
ふかい[1]。

　　統合失調質パーソナリティ障害 schizoid personality disorder
（ICD-10，DSM-5），統合失調型パーソナリティ障害 schizotypal
personality disorder（DSM-5）は，どちらも統合失調症をもと
にしている。前者は，まわりに無関心で孤立し，親しい感情が
わいてこない。後者は，自分に無頓着だがまわりには敏感で，
幻覚や妄想をかすめるような体験をかたる。境界例の一部や偽
神経症型統合失調症（p.106）を含み，ICD-11では統合失調型
障害と呼んで統合失調症に分類されている。遺伝研究ではどち
らも統合失調症に近いので，軽い統合失調症，あるいは人格レ
ベルで止まっている統合失調症ともいえる。

　　境界性パーソナリティ障害 borderline personality disorder
（DSM-5，ICD-11）あるいは情緒不安定性パーソナリティ障害
emotionally unstable personality disorder（ICD-10）は境界例をも
とにしている。境界例（ボーダーライン）とは精神病と神経症
の境界に位置する患者のことである。若い女性に多く，不安，
強迫，離人など複数の神経症症状（汎神経症）と，一過性に出
現する妄想，アンヘドニア，両価性などの精神病症状（小精神

1）「あかのまんまの咲
いている　どろ路にふみ
迷う　新しい秋曲のはじ
め」『旅人かえらず』［西
脇順三郎］。

病エピソード）をもち，暴言，自傷，過食，過量服薬，性的逸脱など不安定で欲動コントロールがわるい。自己評価が低く生きることが苦しく，まわりから見捨てられることを恐れる。母子分離の失敗から全体的な対象関係がもてず，原始的な防衛機制[1]をはたらかせる特有なパーソナリティ構造（境界性パーソナリティ構造）が注目され，1960年代からパーソナリティ障害としてのみかたが定着した。軽い統合失調症（偽神経症型）あるいは無力妄想の表現とみることもできる。薬物療法（抗精神病薬，抗うつ薬，抗不安薬，気分安定薬），精神療法（支持，洞察），生活指導などをおこない，衝動行為をおさえ対人関係を修復し自立をうながす。

1）スプリティングsplitting はエディプス期の抑圧より以前の乳児期にはたらく原始的防衛機制。自己と対象のよい面がわるい面に破壊される妄想的な不安をそれぞれ別の存在と思いこむことで主体の安定を得る。クラインらイギリス対象関係学派が重視した。

DSM-5 による境界性パーソナリティ障害の基準

以下のうちの5つ以上
1. 現実に，または想像の中で見捨てられることを避けようとするなりふりかまわない努力
2. 理想化とこき下ろしとの両極端を揺れ動くことによって特徴づけられる不安定で激しい対人関係様式
3. 同一性障害：著明で持続する不安定な自己像または自己意識
4. 自己を傷つける可能性のある衝動性で，少なくとも2つの領域にわたるもの（浪費，性行為，薬物乱用，無謀な運転，過食）
5. 自殺の行動：そぶり，脅し，自傷行為の繰り返し
6. 顕著な気分反応性による感情不安定性（挿話性の強い不快気分，いらいら，不安でふつう2～3時間続き，2～3日以上におよぶことは少ない）
7. 慢性の空虚感
8. 不適切で激しい怒り，または怒りの制御困難（かんしゃくをおこしやすい，いつも怒っている，取っ組みあいの喧嘩をくりかえす）
9. ストレスに関連する一過性の妄想様観念または重篤な解離症状

感情性パーソナリティ障害（ICD-9）と循環気質性パーソナリティ（DSM-II）は躁うつ病，爆発性パーソナリティ障害（ICD-9）と爆発性パーソナリティ（DSM-II）はてんかんをそれぞれもとにしたものであるが，今日の分類からは除かれている。

3）社会行動の観察から得られたパーソナリティ異常

非社会性パーソナリティ障害 dissocial personality disorder

（ICD-11）あるいは**反社会性パーソナリティ障害** antisocial personality disorder（DSM-5）は，他人の気持ちをわきまえず，攻撃的で規範に反する行動をくりかえし，反省もしないので周囲との摩擦がたえない人である。情性欠如型精神病質人格にあたる。

間欠性爆発性障害 intermittent explosive disorder（DSM-5）は，攻撃衝動に抗しきれず暴力をふるったりものを壊したりする。誘因となるストレスに釣り合いがとれないほど激しい。欲動コントロールの悪い人のことで，性格神経症などと診断されやすいが軽いパラノイアのこともある。

4）ある人格特徴の誇張から得られたパーソナリティ異常

自己愛性パーソナリティ障害 narcissistic personality disorder（DSM-5）は，自分を特別視して尊大になり，他人には嫉妬，利用して思いやりに欠け，よい人間関係を築けない人である。

12.　小児の精神障害

成人にくらべて症状が未分化でつかみにくい。言語表現が少ないので体の症状になりやすく，病気の併発が多い。さまざまな精神障害の原型でもある。

1）器質性精神障害

精神遅滞は知能指数により，軽度（IQ50〜70），中等度（IQ35〜50），重度（IQ20〜35），最重度（IQ20未満）に分ける。有病率はおよそ1％，大多数が軽度精神遅滞である。行動にまとまりのあるもの，落ち着かず集中に欠けるもの，疲れやすく無気力なものなどの型がある。

多くは先天性で原因不明である。原因のわかっているものと

して胎生期や周産期の外因（放射線，薬物，低酸素，ビリルビン，先天性水俣病），感染症（風疹，梅毒，トキソプラズマ）などがあり，母親の飲酒による胎児性アルコール症候群も知られている。遺伝子異常にはダウン症候群（21番），猫なき症候群（5番），プラダー・ウィリー症候群（15番），脆弱X症候群（X），レット症候群（X）など，代謝異常にはアミノ酸（フェニルケトン尿症，ホモシスチン尿症，ハートナップ病），核酸（レッシュ・ナイハン症候群），糖（ムコ多糖類症），脂質（リピドーシス），金属（ウィルソン病）などがある。ほかに母斑症（結節性硬化症，レックリングハウゼン病）なども精神遅滞をおこす。ミトコンドリア脳筋症 mitochondrial encephalomyopathy は，ミトコンドリアの機能異常により中枢神経と筋肉を損傷する病気の集まりで，目，耳，心臓，運動，発育，知能にさまざまな症状がでる。

精神遅滞の20〜60%に行動異常（乱暴，自傷，常同）や精神障害（不機嫌，身体愁訴，摂食障害，睡眠障害，妄想）の併発がある。精神遅滞の上に発病した統合失調症を，接枝統合失調症 graft schizophrenia という。抑うつや気分変動はしばしばみられるが，接枝躁うつ病という概念はない。パーソナリティ障害との関連で境界例児童 borderline child の報告もある。社会資源（施設，福祉手当，サポートシステム）を利用して感情表現の改善と自立をはかる。薬物は過鎮静をおこしやすい。

特異的発達障害 specific developmental disorder は，全般的な発達に遅れはないが，話す，読む，書く，計算する，推理するなど特定能力が習得できないことである。有病率は3〜4%，国語，算数などの特定科目の成績がわるく劣等感をいだきやすい。教育領域では**学習能力低下（学習障害）** learning disability（LD）という。個別，集団の治療教育をおこなう。

注意欠如・多動性障害 attention‐deficit/hyperactivity disorder（AD/HD）は，注意散漫で落ち着かない子どものことで，じっと待つことができず，多弁多動，結果を考えずに行動するのでものごとが成し遂げられない[1]。有病率は3〜7%，前頭前野の糖代謝低下があり，男子に多く遺伝性もある。精神刺激

1）ドイツの小児・一般・精神科医ホフマン（1809-94）が童話「もじゃもじゃあたまのペーター」の中に行儀が悪くじっとしていない子どもを描いた。

薬（メチルフェニデート），抗うつ薬，抗てんかん薬を投与し，社会生活技能訓練（SST），教育介入をおこなう。特異的発達障害と注意欠如・多動性障害は合併することが多い。かつては２つをあわせて微細脳機能不全と呼んだ。

トゥレット症候群[1]ではチック（複数の筋が連動し速い不随意運動を繰り返す，まばたき，しかめ顔，さけび声など）がいくつもおこり，衝動行為（自傷，器物破損），反響言語 echolalia（おうむ返し），汚言 coprolalia（ひわいな言葉，罵声）をともなう。有病率は0.05〜0.1％だが軽いものをふくめるとずっと多い。強迫性障害，特異的発達障害，注意欠如・多動性障害の併発が多く遺伝性もある。皮質・線状体・視床系の機能異常がありドパミン，ノルアドレナリンなどの関与が推定されている。薬物（リスペリドン，ハロペリドール，三環系抗うつ薬）をもちいて心理教育，ガイダンス，環境調整をおこなうが，10歳台なかば以降は軽快に向かうことが多い。患者・家族のための「トゥレット協会」がある。

素行障害 conduct disorder は攻撃的，反社会的な行動をくりかえす子どものことで，相手の立場をわきまえず嘘をつき，動物虐待，万引き，ずる休み，暴力，喧嘩，器物破損，放火などをする。家庭内にとどまると家庭限局性素行障害，外でおこすと非行，少年犯罪になる。５歳ころからはじまり有病率は２〜15％，重大犯罪をおこした少年に関連してわが国でも注目されるようになった。注意欠如・多動性障害が先行し併発することが多いが，心理・社会要因もある。薬物療法（抗精神病薬，気分安定薬，抗てんかん薬），個人・集団精神療法，社会生活技能訓練，親ガイダンスなどをおこなう。成人になると非社会性パーソナリティ障害に移行するというみかたもある。

２）心因性・神経症性精神障害

被虐待児症候群 battered child syndrome，**児童虐待** child abuse は，子どもが父母や養父母からひどい扱いをうけて心身に発達の遅れや障害をきたすこと。安心感のなさから不信，猜

1）ジルドラトゥレット Gilles de la Tourette, G（1857-1904）はフランスの精神科医。サルペトリエール病院医長。「反響言語と汚言をともなう非協調性運動の特徴をもつ神経疾患の研究」（1885）。

疑，自己評価の低下，情意コントロール不全をおこしやすい。
代理ミュンヒハウゼン症候群（p.120）も一種の児童虐待である。
わが国でいう家庭内暴力は精神医学用語として定着していない。
子が親に乱暴をはたらくと親虐待症候群 battered parents
syndrome，親が荒れるのは家族暴力 family violence，夫婦同士
なら配偶者間暴力 domestic violence（DV）である。

アルコール症の**アダルト チルドレン** adult children of alco-
holics は，親がアルコール症の不安定な養育環境に育った子ど
ものことで，成人になるとアルコール症や薬物依存，不安，う
つ，摂食障害などになりやすい。

不登校ないし**登校拒否** school refusal は明らかな原因がなく
学校を長期欠席する児童の総称。登校時に恐怖，身体愁訴（頭
痛，腹痛，めまいなど）をおこすが，内的な葛藤や罪悪感はあ
り，深刻な反社会行動（盗み，嘘，暴力など）はしめさない。
1990年代から増加し，小学生のおよそ0.5％，中学生の2〜3
％を占める。家庭への引きこもり，母親への過剰接近という側
面もある。統合失調症，うつ病，無力妄想などを見逃さないよ
うにする。

子どもでは不安と恐怖の区別がつきにくい。不安は依存対象
（母親，家など）から引き離される時にしめす分離不安 separa-
tion anxiety，恐怖は特定恐怖（動物，暗闇，雷など）が多い。
社交恐怖は青年期に多いがより若い例もある。特定の状況で話
さない選択緘黙，場面緘黙 (s)elective mutism は3歳ころから
みられ内向的な女子に多い。

強迫性障害は5歳ころからみられ男子に多く，観念より行為
が前景にたち，周囲を巻き込みやすい。不合理という自覚や不
快感がよわく，意図的か自動的かの境もあいまいで，チックや
自閉症のこだわりとの区別がつきにくい。10歳以下の摂食障害
には異食症（紙，泥，クレヨンなど），食物を吐き戻す反芻性障
害 rumination disorder があり体重が減る。神経性無食欲症でも
やせ願望がめだたず身体愁訴（嘔気，嘔吐，頭痛など）が多い。

3）自閉症

　　自閉症 autism では，2〜4歳ころから反応に乏しく人と目を合わせず，言葉や身ぶりによる対人コミュニケーションが悪く，関心がかたより行動がパターン化する。有病率は0.1〜0.3％，男子に多く遺伝性があり，画像で小脳の形成不全，てんかんや脳波異常をしめすこともあり，脳内セロトニン異常とそのトランスポーター遺伝子の障害が注目されている。

　　アスペルガー症候群[1]は，言語障害が軽く知能も正常範囲の高機能自閉症。自分に関心のあることはよく知っているが，不器用で変化に弱く，他人の立場にたてず人情の機微にうとい。無力妄想のパーソナリティ障害段階に似たところもある。成人期には不安障害，うつ病，強迫性障害，統合失調症などと診断されやすい。

　　今日の分類では広汎性発達障害 pervasive developmental disorder としてまとめるが，カナー[2]による早期幼児自閉症，ヘラーによる幼年痴呆などの概念以来，統合失調症との関連がくりかえし論じられる。

　　幼児期から言葉かけ，運動など心身の刺激をあたえて発達をうながし，成長にあわせた環境（生活体験の拡大，学校の選択，集団指導）を整える。問題行動（攻撃，自傷，反復，抑制消失）をおさえ，併発する精神障害（パニック障害，うつ，強迫，妄想，てんかん）には薬物（抗不安薬，抗うつ薬，抗精神病薬，抗てんかん薬）をもちいる。完治することはないが20〜30％が良好な転帰をとる。

4）内因性精神障害

　　統合失調症のうち10歳以下で発病するものは1％未満である。やや男子に多く遺伝性がたかい。不安，強迫，緊張病症候群，自我障害（二重・多重人格，自他未分化，自生思考など），心気症，体感異常などをしめし，幻視や視覚表象など視覚領域の症状があり，妄想は浮動・空想的で体系化しない。無力妄想は7歳ころからある。

1）アスペルガー Asperger, H（1906-80）はオーストリアの小児科医。1944年ある分野に秀でた能力をもつ対人関係のわるい子どもを自閉的精神病質の名で発表。1981年イギリスのウィングの記載で広く知られるようになった。

2）カナー Kanner, L（1894-1981）はオーストリアの医師。アメリカに移住後ジョンズ ホプキンス大学の児童精神医学を担当し1943年早期幼児自閉症を報告。『児童精神医学』（1935）。

　10歳以下で発病する感情障害は0.5〜1.5％とみられる。うつ状態では泣いて動作がにぶく，身体愁訴（頭痛，腹痛など）をしめし，躁状態では行動が落ち着かずまとまらない。双極性のほうが遺伝性がたかい。家族や学校をふくめたサポートがいる。

13. 老人の精神障害

　いくつもの要素がまじりあい分類が確立していない。老人では脳や体をしらべると何かしら病気があり，家族や友人を亡くして孤独になるなど，心身両面に無視できない要因があるので，どれを重視するかで診断が異なる。それらすべてを考慮にいれる多元的なみかたをするのが原則である。それでも初老期精神病，老年精神病などと診断せざるをえない患者に出会うことが少なくない[1]。

1）器質性・症候性精神障害

　急性に生じると意識障害，慢性では認知症になり両者の移行型もある。意識混濁，アメンチアなどすべての意識障害がみられる。高齢者では体の予備力が少なく，併発する病気や発熱，環境変化，薬物の影響をうけやすく，視力・聴力低下（感覚遮断）による誤解も加わってせん妄をおこしやすい。まれに遅発統合失調症で，せん妄に近い意識変容の病像をしめすものがある。

2）感情障害

　45歳以降に初発するうつ病は**退行期うつ病** involutional melancholia，初老期うつ病，老年うつ病などと呼ばれる。柔軟性に欠ける強迫的な病前性格，精神運動制止が少なく不安・焦燥，妄想（罪業，心気，虚無）をいだきやすく，病相が1回性で長いことなどから1960年代まで独立した病気とされたが，

1）「亜麻畑のむこうで少年たちを待っている夏休みのように　死が明るい顔をして　私を待っている」『近い夏』［村野四郎］。

近年これらは加齢による修飾とみなされ，退行期うつ病という名は分類から消えた。本質的に青年期のものと変わらない遅発うつ病と，後述する妄想性障害としてのメランコリー（退行期）に分けると理解しやすい。

　高齢に初発する躁病はまれである。青年期に生じた双極性障害の再発，非定型精神病の挿話，あるいは妄想性障害の抑制消失の可能性が高い。

3）妄想性障害

a. 遅発パラフレニー late paraphrenia

　イギリスのロス Roth, M が1955年に記載した60歳以降の妄想性障害である。身近でいかにもありそうな被害妄想が多く，住宅境界（あの人が家にしのびこんで悪さをする，隣人がこっそり地境をうごかす），家族（孫が災難にあう，夫が浮気する）をめぐる侵害主題になりやすい。幻聴もあるが，高齢ほどさせられ体験などの自我障害が少なく，幻覚ないし妄想のいずれかが前景にたつ単純な病像になる。女性に多く人格はよく保たれるが，未婚，ひとり暮らし，難聴，子どもが少ないなど社会から孤立要素がある。

　皮膚寄生虫妄想 Dermatozoenwahn は，皮膚の異常感覚と体内に虫がいるという慢性妄想で60歳ころの主婦に多い。スウェーデンの精神科医エクボム Ekbom, KA が1938年に記載した。

　遅発パラフレニーには少量の抗精神病薬が有効である。治療3か月ほどですっかり回復する転帰良好例と，回復しない転帰不良例がある。これを分ける要因は統合失調症の非定型群，中核群の予後因子にほぼ重なる。回復しても病識は乏しく，老年期に生じた統合失調症（遅発あるいは晩発性統合失調症）とするみかたが多い。

b. メランコリー（退行期）melancholia[1]

　クレペリンは教科書5版（1896）の退行期精神病に，メランコリーと初老期侵害妄想を記載した。彼は後に躁うつ病を拡大しメランコリーをそのなかに含めたが，ドイツ以外では退行期

1）メランコリアはうつ病の別名。古代ギリシャで黒胆汁を意味し体液学説ではこの過剰でうつになると信じられた。ピネルのメランコリーは妄想をふくむ部分精神病。DSM-5のメランコリーは生物学的色彩の強い内因うつ病の特徴をさす。

うつ病の名で長く独立性が議論された。

　一見うつ状態ではあるが感情障害というより，むしろ自分は
まわりに迷惑をかけている，生きる価値がないという罪業妄想
を主とする妄想性障害である。ほかに心気，自己否定などの微
小主題をとる。視覚表象がよく現れ夢と現実の区別がつかず，
せん妄を疑わせる失見当になりやすい。不安・焦燥がつよく，
自責から自傷自殺にはしりやすい。無力妄想の遅発型ともいい
うる。

　コタール症候群[1]は，臓器や体が破壊された，存在しないと
いう否定妄想を中核に，不安・抑うつ，罪業・不死妄想，体感
異常，自責，拒絶症，夢幻様状態などをともなう。重症うつ病
に生じるとされてきたが，感情障害の範囲をこえる空想性があ
りメランコリーから発展する。

　被害妄想が加わると遅発パラフレニーに移行し，緊張病症状
をともない遅発緊張病とも移行がある。老人の妄想性うつ病
（不安・焦燥，自殺）と診断される大半はこのメランコリー（退
行期）である。躁うつ病の範囲が広い DSM-5 では，気分に一
致しない精神病の特徴をもつ重症大うつ病性障害になる。

　抗うつ薬は無効，抗精神病薬は副作用がでやすく，通電（電
気けいれん）療法が最も期待できる。

4）遅発緊張病 late catatonia

　老人の緊張病を1910年にはじめて記載したのはゾンマー
Sommer, R である。その後忘れられていたが1998年にわが国の
古茶大樹が復活させた。

　多くは女性に心気・抑うつではじまり，不安・焦燥をともな
い食事・入浴・着替えなどの日常生活動作が急速に妨げられる。
ついで興奮・昏迷・拒絶・緘黙・常同・カタレプシーなどの緊
張病症状に移行するが，発熱・発汗・血圧変動・頻脈などの自
律神経症状が加わることもある。幻覚・妄想は断片的で，経過
中に疎通性が変化しやすく，無為・自閉・感情鈍麻をともなう
さまざまな程度の残遺状態に達する。すべての病像が現れると

1）コタール Cotard, J
（1840-1889）はフランス
の精神科医。1880年症例
報告したメランコリー性
否定妄想が後にコタール
症候群と呼ばれた。

は限らず，不安・焦燥のつよいもの，妄想をもつもの，人格変化から残遺状態へ移行するものなど不全型がある。通電（電気けいれん）療法をおこなう。

IV. 診察と検査

1. 面　接 interview

　面接とは精神科医（治療者）と患者との出会いの場である。信頼関係を築く第一歩であるとともに，精神医学診療の基本である。患者や家族から話を聞くことで，病気の情報を得て症状をとりだし，病像をくみたて診断する diagnostic formulation ためにおこなうが，すでに治療にも踏み込んでいる。

1）場所と話しかた

　患者が内面をのびのびと話してくれることが必要であり，そのための環境を整える。飾りすぎず殺風景でもなく，暗すぎずまぶしすぎず，ほどよい広さの静かな個室が望ましい。くつろいで，しかも適切な距離がとれるように，治療者は患者の直角あるいは斜めに座り，同じ目線の高さで，目をきちんと見て（アイコンタクト），思いやりと関心をもって耳をかたむける。

　治療者はもっぱら聞き役にまわるが，聞きながら面接全体をリードする。まず患者がもっとも悩んでいること，いま一番気になることを聞き，次いでこれまでの経緯，生活，仕事，家族のことなどへ広げる。これらをきまった順序ではなく，行きつ

戻りつしながら話を進めていく。専門用語をつかわず，できるだけ患者自身の言葉が多くなるように質問（開かれた質問 open question）して，流れを途中でさえぎらず，あいまいなところは別の表現をうながす。患者が途中で黙ったり，話そうか話すまいか迷ったりするときは，そのペースに合わせて待ち，自分から話しにくいこと（性的虐待，自己臭，自殺企図など）については，「はい・いいえ」で答えられる質問（閉じた質問 closed question）にかえてみる。

　聞きながら治療者は，いくつかの病気を考え，1つの症状を捉えると次の症状を予測し，誘導するのではなく患者がうまく表現できない部分を補い，枝葉末節を落としつつ，ともに病像をくみたてる。治療者に患者の病気全体が見えていないと，面接は核心にとどかず，クリアな病像を結ばない。根掘り葉掘りこまかい情報を収集するのではなく，患者の内面に生じている大きな流れをつかむことをこころがける[1]。

　患者と家族の望み，言い分がくいちがっていたり，秘密があったり，利害が対立することがある。まず同席で両方の話を聞き，ついで別々に聞き，最後に再び一緒に聞くなどの工夫をする。患者の拒否的な態度は，症状（緊張病の拒絶症，緘黙など）のことも，反応（無理やり連れてこられて不満など）のこともある。興奮している患者にも，危険がないかぎり，強い制止をさけて本人を尊重する。患者のために何かしてあげたいという気持ちが伝わると，少しずつ話してくれたり，当座は黙ったままに終わっても，そのことを覚えていて後になってほぐれることが少なくない。

　自由連想法はフロイトがつくった精神分析の面接である。椅子に横たわる患者の頭に浮かぶことがらをそのまま語らせ，治療者は背後で聴き取る。1回40〜50分，週に4，5回おこなう。一方，聞きもらしをなくし情報を均等にするために，質問項目や順序がきまっている**構造化面接** structured interview がつくられ，DSM に対応した構造化臨床面接（SCID），ICD むけの現在症診察表（PSE），境界性パーソナリティ障害用のボーダ

1)「おしなべて物を思はぬ人にさへ心をつくる秋のはつ風」[西行]。

ーライン診断面接（DIB）などがある。そのままでは杓子定規で実用にむかないので，選択肢をいれて余裕をもたせた半構造化面接 semi-structured interview もある。

　面接とは，治療者が患者全体を受けとめることにほかならない。患者が「ここに来てよかった」「なぜかわからないが，もう大丈夫」という印象をいだくなら，最初の面接は成功である[1]。

2）観　察

　治療者は話を聞きながら，患者の外見，髪，服装，体型，歩きかた，話しかた，表情，態度など，こころの内面が外に表れた非言語的なコミュニケーション（身体言語）を観察する。

　躁病では，陽気で落ち着きがなく，注意がそれやすく（転導性），抑制がとれて，なれなれしい。うつ病では，生気がなく，動作がゆっくりで，周囲に関心をしめさない。統合失調症では，不自然でわざとらしい，その場にそぐわない唐突な態度をとり，とりつく島のない硬い表情になる。解離性障害の患者は，訴えが多いわりに悩んでいるようにみえない。パラノイアの患者は，自己中心的で相手に耳を貸さず，尊大になりやすい。

　軽い意識混濁があると，ぼんやりと表情にとぼしくなり，錯乱やアメンチアでは，考えがまとまらず，患者自身がとまどう。アルツハイマー型認知症では，もの忘れをとりつくろい，ピック病には，その場にそぐわない無遠慮な態度がみられる。脳血管性認知症では，ささいな刺激で感情のコントロールがききにくい。

　患者との話がなりたつと，**接触** contact がとれた，接触はとれるが気持ちがうまく通じ合わないと，**疎通性** accessibility がわるい，治療者と患者の間によい信頼関係が築かれると，**ラポール** rapport がついたという。

　リュムケ[2]は精神科医が統合失調症患者に感じる直観的な印象を**プレコクス感** Praecoxgefühl と表現した。対人接触本能が損なわれている統合失調症患者と話してみると，語られる病的

な体験内容からではなく，精神科医のほうから差しのべた対人接触本能が手ごたえをうしなう，うまく言葉にならない当惑した感じをさしている。症状を 1 つひとつ積み上げるのではなく，一気に病気の核心にせまる全体的な表現であるが，精神医学ではこうしたエビデンスと対極にある，時代遅れにみえることを重視する。

3）記　録

　面接で得られた所見を主訴，現病歴，家族歴，既往歴，生活史，性格などに分けて記載する。専門用語を並べるのではなく，患者の外見や内面が生きて伝わるように表現できることがのぞましい。

　主訴は，患者の受診理由である。かかえる問題のポイントを，患者側からみて，ひとことで表現する。多くは本人が悩んでいることであるが，家族は困っているのに患者自身はどこも悪くない，周りがおかしい，ここに来る理由もないと述べることもあるので，訴えそのものではなく，治療者の目を通してまとめなおし，最後に書くべきものである[1]。

1）治療者側からみて，ひとことで表現したものが病像（状態像）である。

　現病歴は，発病してからの症状と経過である。いつ（発病時期），どのような症状がはじまり（初発症状），どのような流れをたどって今にいたっているのかを整理する。患者と同伴者のみかたが食い違うときは，「母によると」「友人からみると」などと記す。思いあたる原因（推定病因，誘因）があればつけ加え，ほかで治療をうけていた場合は，時期，診断，治療内容，薬の効果と副作用，入院歴などが参考になる。病歴の長い場合は，チャート化するとわかりやすい。

　家族歴は，患者の祖父母，両親，同胞，子について，性別，年齢，結婚，生死，病気（精神障害，自殺，大酒家など）を記載する。既往歴は，心身の発達，身体病と治療，アレルギーなどである。

　生活史（生活歴）は，出生地，経済状態，養育環境，転居，事故，教育歴（学校，転校，不登校，成績），職歴（仕事，地位，

人間関係，昇進，転職），家庭環境（生活，雰囲気，すごしかた，不和，結婚，離婚，再婚，同棲，近所や親類とのつきあいかた）などである。およその人格（性格）傾向と途中からの変化（引きこもり，進路変更）も参考になる。

　評価尺度 rating scale は，症状や状態を客観的，数量的に表す目的でつくられたチェックリストで，自己評価と他者評価の区別がある。

　精神状態全般の自己評価尺度として，Symptom Checklist-90-Revised（SCL-90-R）がよく用いられる。中学生以上を対象に，15分，90ほどの質問で広範囲（身体化，強迫，対人過敏，うつ，不安，敵意，恐怖，妄想，精神病症状）をカバーしている。他者評価尺度として，機能の全体的評価尺度 Global Assessment of Functioning（GAF）がある。精神的な健康から病気へ連続して心理・社会・職業機能の全体を評価するもので，10段階に分かれている。外来患者は31〜70，入院患者は1〜40程度が多い。

　統合失調症の他者評価尺度として，簡易精神症状評価尺度 Brief Psychiatric Rating Scale（BPRS）と，陽性・陰性症状評価尺度 Positive and Negative Syndrome Scale（PANSS）が知られている。前者は18項目からなり，思考障害，引きこもりと制止，不安とうつ，敵意と猜疑を抽出する。後者は統合失調症状を陽性・陰性に二分できるという仮説によるもので，30項目からなる。7項目の陽性症状（妄想，概念の統合障害，幻覚，興奮，誇大性，猜疑，敵意），7項目の陰性症状（感情の平板化，感情的引きこもり，疎通性障害，社会的引きこもり，抽象思考の困難，自発会話の欠如，感情的思考）と心気，不安，うつなどを評価する。

　うつ病の自己評価尺度は数多くあるが，ベックうつ病評価尺度 Beck Depression Inventory（BDI）が広く用いられる[1]。21項目からなり，各項目を4段階で評価する。他者評価尺度として，ハミルトンうつ病評価尺度 Hamilton Rating Scale of Depression（HRSD あるいは HAM-D）がよく用いられる。いくつかの版があり，21ないし17項目の合計点で評価する。

1）**ベック** Beck, AT（1921- ）はアメリカの精神科医。ペンシルヴェニア大学教授。『認知療法と情動障害』（1976）。

　不安全般の他者評価尺度として，ハミルトン不安評価尺度 Hamilton Rating Scale for Anxiety（HRSA あるいは HAM-A）がある。13項目を 5 段階評価する。パニック障害の他者評価尺度として，パニック障害重症度尺度 Panic Disorder Severity Scale（PDSS）があり， 7 項目を 5 段階評価する。強迫性障害の他者評価尺度として，イェール・ブラウン強迫尺度 Yale-Brown Obsessive Compulsive Scale（Y-BOCS）があり，強迫観念と強迫行為の各 5 項目を，半構造化面接で 5 段階評価する。

　認知症の他者評価尺度には，臨床認知症評価 Clinical Dementia Rating（CDR），小精神状態検査 Mini Mental State Examination（MMSE），改訂長谷川式簡易知能評価尺度（HDS-R）などがある。認知症の進行度，薬物の効果判定などに用いる。

2. 体の検査

　医師は体温，脈拍，血圧などをはかり，一般的な診察（視診，触診，聴診，打診）をして，血液，尿の細胞，生化学，感染，内分泌，免疫などを検査する。面接を重視すると，体の診察はついおろそかになりがちであるが，治療者は椅子から立ち，患者にふれ，かがむ，のぞきこむなどをしながら，話をきくとよい。

　検査は診療を裏づけるものである。結果が検査にあらわれないと，あるいは予期しない検査結果が出ると，診療そのものに自信をうしなう医師が少なくない。機器をもちいる画像や脳波，データを数量化する心理テストなどは，精密ではあるが限界もある。精神医学ではこれらに表現されない領域がなお広いので，検査の助けをかりながら，それに頼らない診療技術をみがくべきである。

1）神経病学的検査

　頭蓋（形，左右差，外傷），脳神経（1 から12まで），上下肢の深部反射，病的反射，運動・感覚機能，小脳失調，不随意運動を系統的に検査する。髄膜刺激所見，眼底所見をくわえて，医師はこれらを一通り数分でできるように習熟するとよい。

　脳の感染症（脳炎，髄膜炎），くも膜下出血，脊髄疾患，末梢神経炎などを疑うときは，おもに腰椎穿刺法による**髄液検査**をおこなう。髄液は横臥位で圧70〜200mm 水柱，無色透明，比重1.007，pH 7.3である。細胞，蛋白，糖，細菌，血清学検査，代謝物質，抗体などをしらべる。

2）画　像 imaging

　画像は1895年レントゲンによる頭部単純撮影にはじまる。1910年代から空気による脳室撮影，1920年代から造影剤による脳血管撮影がおこなわれたが，いずれも患者の負担が大きかった。

　コンピューター断層撮影 computed tomography（CT）[1]は，X線をもちいて頭部を複数方向から走査（スキャン）し，単位容積あたりのX線吸収量をコンピューターで算出して断面の画像を構築する装置である。コンピューターの医療機器への初めての本格的導入であり，画像を飛躍的に進歩させ，今日まで改良が続けられている。単純撮影と造影剤をもちいてコントラストをつける撮影があり使い分ける。先天性形態異常，外傷，認知症性疾患の脳萎縮（脳溝・脳室拡大）のほか，吸収値のちがいから脳血管障害（脳出血，脳梗塞，硬膜下血腫），脳腫瘍の位置，大きさ，種類の診断に有用である。

　磁気共鳴画像 magnetic resonance imaging（MRI）[2]は，強い磁場のなかで体内の水素原子核が共鳴する現象を利用して断層画像を描く装置で，原子の磁化緩和時間によりT1，T2の2つの画像が得られる。X線の被曝がなく，CT より画質が鮮明で，小さな梗塞巣や脱髄病変，脳幹や脊髄など骨に囲まれた部位の検索に有用である。拡散 MRI（diffusion MRI）は水分子の

1）CT の原理は1960年代から考案され，英国EMI 社のハウスフィールドが1971年に頭部専用スキャナーを完成させた。

2）核磁気共鳴現象は1940年代に発見され，MRI は1972年に実用化された。

拡散特性を利用した画像で，わずかな浮腫や虚血変化をとらえることができる。MRアンギオグラフィ（MRA）は，液体と静止部位との信号差を利用して血管の画像を得るもので，血管狭窄や脳動脈瘤をしらべる。機能的MRI（fMRI）は，還元型ヘモグロビン量の変化から脳局所の活動変化を画像化するもので，課題をおこなっている脳部位の特定などにもちいる。脳内の化学物質を定量するMRスペクトロスコピィ（MRS），コンピューターグラフィックの技術をもちいて立体像を構築する三次元MRI，超低磁場のスキャナーをもちいて動画をつくるダイナミックMRIなどもある。

生体に放射性同位元素（RI）を投与し，その放射線を体外から検出して画像を描く装置は，1940年代のシンチグラフィにはじまる。**ポジトロン断層撮影** positron emission tomography（PET）は，短半減期のポジトロン（陽電子）を放射するRIで標識した微量の化学物質を投与し，ガンマ線を測定してその集積や移動を断層画像化する。糖代謝，酸素消費，血流，受容体など，用途に応じてRIを使い分ける。作業時の局所糖消費，脳病（脳梗塞，認知症，てんかんなど）の血流変化，統合失調症の前頭葉代謝，精神障害における受容体分布と結合能，薬物の動態などをしらべる。**単光子断層撮影** single photon emission computed tomography（SPECT）は，RIの集積を回転型ガンマカメラで検出し，おもに血流変化を画像化するより簡便な装置である。

光ファイバーを用いる光トポグラフィのうち，**近赤外線スペクトロスコピィ** near-intrared spectroscopy（NIRS）は，可視光に近い近赤外線（波長700～900nm）を頭皮外から照射し反射光を測定して，波長に応じたヘモグロビン吸収特性から大脳皮質の血流変化を画像化する装置である。被験者は装置のなかに固定されず自由に動くことができるので，会話や書字における局所変化をとらえることができる。わが国でうつ病の補助診断に応用されている。

3）脳　波 electroencephalogram（EEG）

　脳波は脳の電気活動で，1924年ベルガー[1]がはじめて記録した。おもに大脳皮質ニューロンの後シナプス電位を集合したものとみられ，年齢や意識状態を反映する。ふつう頭皮上に20ほどの電極を等間隔に装着し，単極（その部位の電気活動）および双極（部位間の電位差）で測定する。脳深部に直接電極を挿入して記録する方法もある。微細な変化を誘発するために，過呼吸（ふつう3分間），睡眠（自然ないし薬物をもちいる），光（ストロボスコープで10秒おきに周波数をかえて照射する），音などによる賦活法がある。

　脳波は周波数から，アルファ波（8〜13Hz）を基準に，これより遅い徐波（シータ波：4〜7Hz，デルタ波：3Hz以下），よりはやい速波（中間速波：14〜17 Hz，ベータ波：18〜30 Hz，ガンマ波：30 Hz以上）に分かれる（図1）。

　新生児の脳波は，デルタ波が基調のゆるやかなパターンであるが，成長とともに周波数，振幅，規則性がます。幼児期でシータ波，学童期で電圧の高いアルファ波が優勢となり，19歳ころにほぼ成人のパターンになる。成人が目を閉じ覚醒している時は，10〜20μVのアルファ波が後頭部中心，左右対称にみら

1）**ベルガー** Berger, H（1873-1941）はドイツの精神科医。イエナ大教授。『ヒトの脳波について』（1929）。

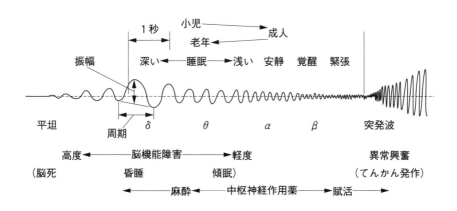

図1　脳波波形と脳の状態
原 常勝・秋山泰子・星 昭輝・横山尚洋・石田哲浩著『脳波検査依頼の手引き』
改訂3版，医事出版社，1996より（一部改変）

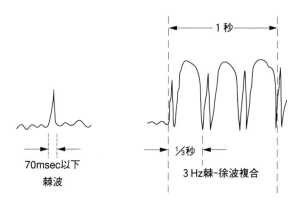

図2　棘波と棘・徐波複合（出典：図1と同じ）

れるが，目を開き，精神活動をおこなうとアルファ波は急にへり速波がふえる。60歳ころから周波数がおそくなり（スロー・アルファ），電圧も低下し，シータ波が混じりはじめる。

　こうした基礎律動が乱れ，あるいは突発波がまじると異常脳波である。異常脳波は脳の機能低下あるいは過剰興奮をしめす。突発波には，とがった波形が一過性に現れる棘波 spike（持続70msec 以下），鋭波（持続70msec 以上），棘・徐波複合 spike-and-slow wave complex，一定時間連続する律動波がある。棘波や鋭波はニューロンの同期性過剰興奮を，これにつづく徐波成分は抑制過程を表現するとされている（図2）。

　脳波は睡眠の深さ（4段階のノンレム睡眠，レム睡眠）に応じて段階的に変化するので，睡眠障害の診断や研究に欠かせない。器質性・症候性精神障害における意識障害の診断にも有用である。意識混濁が進むと，アルファ波は消失し徐波が現れる。意識混濁の程度と脳波はおおむね対応するが，バルビタール中毒では速波，脳幹損傷（橋出血など）の昏睡ではアルファ波がみられる場合（アルファ昏睡）がある。3つの成分からなる1～3Hz の三相波は肝機能障害（肝性脳症）や尿毒症でみられる。クロイツフェルト・ヤコブ病（p.98），亜急性硬化性全脳炎[1]などには，同一波形の高電位突発波が全般性に同期して反復する周期性同期性放電（PSD）がみられる。

1）亜急性硬化性全脳炎 subacute sclerosing panencephalitis（SSPE）は小児期に感染した麻疹ウイルスにより5～10年後におこる脳炎。人格・行動変化，学力・意欲低下で気づかれ数か月で四肢麻痺，不随意運動，筋緊張，失禁，昏睡になる。

脳波はてんかんにおける発作型や焦点位置の特定にもちいられる。部分発作では限局した部位に突発波がみられる。精神発作（既視感，知覚変容，幻覚など）では側頭ないし前頭部の優位半球，複雑部分発作（動作停止，自動症）では一側あるいは両側の側頭・前頭部に生じ，自律神経発作（頭痛，腹痛，めまい，嘔吐など）では側頭部に14＆6Hz の陽性棘波をみることがある。全般発作では，左右対称，同期性の突発波がみられ，欠神発作（意識が断絶し，動作停止，眼球上転が数秒で回復）では3Hz 棘・徐波複合，大発作の強直期は基礎律動が増し，間代期は速波に徐波が混じり，間欠期に棘徐波がみられる。

脳波はほかに，解離性障害，緊張病の昏迷などとの鑑別にも有用である。脳死（p.4）を判定するには，平坦脳波の継続を確認するきまりがある。

視覚，聴覚など，外からの刺激で誘発される脳の電気活動を**誘発電位** evoked potential という。大脳誘発電位と脳幹誘発電位があり，コンピューターで加算して投射経路の研究にもちいる。**事象関連電位** event related potential（ERP）は，情報処理をおこなっている時に発生する脳の電位変化で，P300（潜時300msec の陽性波），随伴陰性変動（CNS）などが知られ，統合失調症や認知症患者で振幅が低下する。**脳磁図** magnetoencephalogram（MEG）は，脳の電気活動を磁界の変動として画像化したもので，てんかんの焦点の特定などにもちいる。

3. 心理テスト

医学に測定と確率の手法を導入し，差異心理学や定量的精神医学の基礎を築いたのはゴールトン[1]である。彼は大学に籍をおかず，各地に探検旅行して多方面の研究をおこなったが，後年ダーウィンの影響により人類学に関心を移し1883年に優生学を提唱した。「どの学問分野でも，諸現象が数や量に還元され

1）ゴールトン Galton, F（1822-1911）はイギリス，ヴィクトリア朝の趣味人。ダーウィンの従兄弟。ホッテントット語辞典編纂，高気圧の語をつくり天気図を描き，指紋を研究。『遺伝的天才』（1869）。

なければ科学としての地位は得られない」と述べ，人間の運動・感覚能力の計測実験をおこない，ベルギーの数学者ケトレの助けをかりて，性格の伝達や遺伝と環境の関連などを統計的に処理する方法論を模索した。

彼の考えは，1905年ロンドン大学に設立されたゴールトン研究所に受けつがれた。それは初代所長ピアソン[1]による相関係数，カイ二乗の公式をもたらし，イギリスの医学研究全般に統計を重んじる土壌を育んだ。一方アメリカの心理学者キャッテル Cattell, JM（1860-1944）は，ゴールトンにもとづいて統計心理学とメンタル テストを考案した。

1）特定能力の検査

個人の知能検査にはビネ式とウェクスラー式がある。知能を前者は総合的な一般能力，後者は独立した能力の総和とみている。簡便な集団法（脳研式など）もある。精神遅滞（知的障害）の程度，就学判定などに用いる。

ビネ[2]は実験心理学を精神医学に適用し，精神科医シモンと共同で，児童と精神遅滞者の行動を研究して，1905年，年齢ごとの段階的な課題解決による実用的な知能検査を発表した。今日ではターマンにより改訂されたスタンフォード・ビネ式が用いられる。言語を用いるA式と図形を用いるB式があり，わが国には鈴木・ビネ，田中・ビネなどの版がある。精神年齢を生活年齢で割り，100をかけて算出する知能指数 intelligence quotient（IQ）で評価する。

ウェクスラー[3]が1939年に開発したウェクスラー式は，難易順に配列された言語検査（一般知識，算数，単語など）と動作検査（絵画，積木，符号など）からなり，機能別の比較ができる。同一年齢集団内の平均値からのへだたりを，知能偏差値（DIQ）で評価する。成人用 WAIS，学童用 WISC，幼児用 WPPSI がある。

記憶検査には，三宅式記銘検査（有関係，無関係に組み合わせた2つの単語を記銘，再生させる），ベントン視覚記銘検査（記

1）ピアソン Pearson, K（1857-1936）はイギリスの数学者，科学哲学者。ロンドン大優生学教授。ゴールトン研究所長。

2）ビネ Binet, A（1857-1911）はフランスの心理学者。国立高等研究所長。『知能の実験的研究』（1903）。

3）ウェクスラー Wechsler, D（1896-1981）はニューヨーク大学ベルヴュ病院の臨床心理学者。

銘させた線図形を描画で再生），ウェクスラー記憶尺度（知識，図形を含み，記憶指数であらわす）などがある。

作業能力検査には，内田・クレペリン精神作業検査がある。一桁の連続加算を一定時間行なわせ，1分ごとの作業量の変動をみる。クレペリンが実験心理研究に用いた方法を，内田勇三郎は正常者や統合失調症患者に特有のパターンを見出し臨床検査として標準化した。性格や病気の診断より，労働科学面から仕事ぶりや能率の判定に用いる。

ベンダー・ゲシュタルトテストは，ゲシュタルト心理学をもとにニューヨークのベンダーが考案した視覚機能検査である。9個の幾何学図形を模写させ，脳損傷患者や精神障害者におけるゲシュタルト機能の成熟や崩壊をみる。投影法への応用もある。

前頭葉機能の神経心理学検査には，ウィスコンシン・カード分類テスト（WCST）がある。色，形，数の異なるカードを，ある基準に従って分類させるが，前頭葉に損傷があると分類の基準を柔軟に変えることができない。遂行機能を反映すると考えられ，慶應版がよく用いられる。「さ」で始まる語，果物の種類を1分間でできるだけたくさん挙げてもらうのは，流暢性の検査である。

2）人格（パーソナリティ）の検査

質問紙法と**投影法**[1]がある。前者は質問項目を設定し，被検者の自己評価から人格傾向をとらえるもので，簡便で採点者による偏りがなく集団にも施行できる。後者は未分化，多義的，曖昧な刺激素材をあたえて，内面の願望や葛藤を導き出すもので，解釈や評価に検者の個人差が生じやすい。

ミネソタ多面人格目録（MMPI）は，1940年に考案された広範囲の質問紙法で，精神障害を補助診断する目的で作成された。心気症，うつ，ヒステリー，精神衰弱，統合失調症など10尺度，550の質問からなる。矢田部・ギルフォード性格検査（Y-G）は，12尺度で情緒の安定，社会適応をみる。コーネル・メディ

1）投影法の名は1939年フランクによる。精神分析用語と区別して投映法とも記す。

カルインデックス（CMI）は，心身の自覚症状を測定し心身症の発見や精神保健管理にもちいる。モーズリー性格検査（MPI）は，外向・内向性の縦軸と神経症傾向の横軸を組み合わせて互いの関連をよみとる。

ロールシャッハテストは，1921年ロールシャッハ[1]が考案した代表的な投影法である。左右対称のインクのしみを決まった順に提示し，何に見えるか連想をもとめ，反応の領域，要素，内容，形態水準などを数量化して解釈する。考案者の没後，アメリカに伝えられ広まった。

主題統覚法（TAT）は，1935年ハーヴァード大学のマレーらが独自の人格理論をもとに作成した投影法で，場面画をしめし空想の物語をつくらせる。文章完成法（SCT）は，未完成の文章をあたえ連想される内容から文章を完成させるもので，年齢別の版がある。P-Fスタディは，不利な状況におかれた場面画に登場する人物のせりふを想像させるもので，欲求不満に対応する個人の特性をみる。ソンディテストは，考案者[2]の運命分析理論をもとに，精神障害者の顔写真のなかから好悪を選ばせることで衝動傾向をしらべる。

描画による投影法には，人，木，家を描かせるH-T-P，人物のみのD-A-P，木のみのバウムテスト，家族場面の家族画法などがあり，配置や大きさから象徴的な意味をさぐる。本来は治療として考案された心理劇（p.170），箱庭などを一種の投影法とみなすこともできる。

4. 司法と精神鑑定 psychiatric evidence

司法精神鑑定とは，裁判官や検察官が学識経験者（多くは精神科医で，関係法律に詳しく中立な立場の人）に，被疑者の精神状態についての判断資料を求めることである。

刑事鑑定では，**責任能力** criminal responsibility（その行為に

1）**ロールシャッハ** Rorschach, H（1884-1922）はスイスの精神科医。ヘリゾー州立精神科病院副院長をつとめ晩年は精神分析にむかった。『精神診断学－知覚診断実験の方法と結果』（1921）。

2）**ソンディ** Szondi, L（1893-1986）はハンガリー出身の精神分析医。チューリッヒで開業。有神論的実存哲学をもとに家族無意識を研究。『運命分析への寄与』（1937）。

責任を負いうる精神状態）が問題となる。精神障害により事物の理非善悪を弁識する，あるいはそれに従って行動する能力をまったく欠く状態を心神喪失，著しく低下している場合を心神耗弱とする。前者では責任無能力，後者では限定責任能力である。

　症状がそろっている統合失調症では原則として責任無能力となるが，軽症や寛解状態には限定責任能力を認める傾向があり，初期や経過後の人格異常，神経症状態には意見が分かれる。パラノイアなど妄想にもとづく犯罪は限定責任能力になるが，妄想と直接結びつかない場合は有責とする立場もある[1]。

　感情（気分）障害にもとづく犯罪は頻度が少なく，躁状態における興奮時の他害，うつ状態（とくに産褥期）の拡大自殺（子殺し，一家心中）などが問題になる。内因性で症状の強い場合は責任無能力とされるが，心因性，軽症の場合は限定責任能力を認める傾向がある。

　精神遅滞や認知症の場合は知能障害の程度により異なるが，検査の数値のみでなく全体的な状態から判断すべきである。薬物依存では，意識障害や異常体験の程度により異なる。アルコールによる酩酊では，病的酩酊は責任無能力，複雑酩酊は限定責任能力に相当するとされる。てんかんのもうろう状態，精神運動発作では責任無能力，発作の間欠期で，知能低下，人格変化，不機嫌状態のないものは有責とされやすい。

　神経症，パーソナリティ障害，心因反応は責任能力をもつが，その時の記憶が失われている場合，なした行為が日ごろの人柄とかけ離れている場合には，何かしら意識障害（解離など）をきたした可能性があり，責任能力も軽減する。睡眠随伴症でも同様である。

　社会防衛のために，犯罪者に刑罰以外の行政処分（監護，矯正）をおこなうことを保安処分という。ヨーロッパでは刑法に規定されている国が多いが，心神喪失と心神耗弱にある精神障害者が対象となるので，わが国では治療や人権の面から反対意見が強く，制度化が遅れた。

[1] 相馬事件における榊俶の鑑定診断書。「相馬誠胤は神経病家の血統に属し，齢26歳の時より発病し，今猶精神病に罹るものとす。これに医学上の名称を付すれば時発性躁暴狂なるものとす。而して遠因は遺伝歴により明瞭なれども近因は不明なり」（1887）。

　2005年，重大事件（殺人，強盗，放火など）をおこし刑事責任が問えない精神障害者を特別な施設に入院させ医療を提供する医療観察法が施行された。

　民事鑑定では，**行為能力** contractual capacity（売買や契約など法律上有効な行為ができる）が問題になる。民法上，一定の行為能力のない無能力者とは，未成年者，被後見人（かつての禁治産者），被保佐人（かつての準禁治産者）であり，その行為（遺言，契約，結婚など）は法律的に有効でない。被後見は心神喪失，被保佐は心神耗弱の常況（精神障害が続いているなど，いつもその状態）にあるもので，家庭裁判所で宣告される。鑑定人は老年認知症患者の遺言作成や契約，精神障害をもつ配偶者との離婚などの判断資料を求められる。

　医療訴訟では，患者の精神状態（診断，拘束の適否，自殺や事故の予測など），医療内容の適否（治療の選択，薬物の量や副作用，看護体制，記録など）が問題になる。**インフォームド　コンセント** informed consent（説明と承諾）は，医師が病状（所見，検査結果，病名，予後，治療方法，効果と副作用，危険度など）を説明し，患者が承諾することである。つねにコミュニケーションを円滑にし，患者の立場にたち，その自由意思を尊重することが大切である。

V. 治　療

1. 通院治療と入院治療

1）通院治療

　外来に一定期間おきに通って治療をうけることである。職場や住居の近くで，現実の生活を営みながら，治療することができる。

　大学病院や総合病院は，検査機器が充実し専門スタッフも多いので，診断の確定，セカンド オピニオン（現在うけている診療に，ほかの医師から意見をきく），合併症をもつ場合（他科との連携，コンサルテーション・リエゾン）(p.90) などに適している。担当医の診察日や時間が限られているので，待ち時間が長い，スタッフの異動，交代が多いなどの難点がある。入院設備をそなえていない，あるいは病床はあってもすべての病態に対応できるわけではなく，入院期間に制限をもうけているところが多い。

　診療所（メンタル クリニック）は，軽症の精神障害に適している。ひとりの医師が，ほぼ毎日診療し，学校や会社勤務の帰り，休日に立ち寄ることができる。都市を中心に増えており，家族の相談や指導にもかかわりやすい。

精神科病院（精神科ないし心療内科の単科病院）は，入院患者が退院後にそのまま主治医の外来に通院する形が多い。付属する社会復帰施設を利用できること，病態の変化に対応しやすい利点はあるが，遠隔地で交通不便な場合も少なくない。慢性患者主体の大きく古いイメージがつきまとうが，精神科救急，ストレスケア，認知症，身体管理などに対応できる病棟をそなえ，訪問看護やアウトリーチ（往診）などの院外活動に力をいれる病院も増えつつある。

地域の保健所や精神保健福祉センターは，精神保健相談，教育啓蒙活動をおこない，正しい知識をひろめ，精神障害の早期発見・治療にあたる。診療所や病院と連携して地域のコミュニティケアをつくる動きや，アルコール症や薬物依存の自助グループ，自殺防止のセンター，「いのちの電話」[1]などもある。

2）入院治療

入院治療は，精神症状がおもい（幻覚，妄想，興奮，異常行動など），変化しやすい（意識障害など），体の症状がある（合併症，中毒，発熱，脱水，衰弱など），自殺のおそれがある場合などに適している。ほかにストレス状況をさけて休養し，環境を整え（家庭，学校，職場から離れて新しい人間関係をつくる），薬の種類や量をみなおし，治療を変更（通電療法，行動療法など）するために入院することもある。

入院後1週間は，病状変化の予測がつきにくく，もっとも事故が起こりやすい。とくに初日の面接，第1夜の処置が重要で，この時をおろそかにすると後あとまでひびくことが少なくない。入院患者にまず必要なのは看護である。看護は医学より安定しており，中井久夫[2]は医学で治せない病気はあるが看護できない患者はいない，と述べている。治る治らないを問わず，患者のそばに寄り添うことは，あらゆる医療の基本である。

精神障害のために病識がうしなわれ興奮がはげしい時など，患者の意志に反して行動を制限せざるをえない場合がある。精神保健福祉法（1995）には，患者の人権を尊重するために入院

1）いのちの電話は1953年ロンドンに開設。わが国では1971年ボランティア団体により設置され全国に50以上ある。日本いのちの電話連盟事務局(03)3263-6165。

2）**中井久夫**（1934- ）は奈良出身の精神科医。神戸大教授。『分裂病と人類』（1982）。

のきまりと，これを判断する精神保健指定医（診療歴5年，精神科歴3年以上，一定の経験と研修）が設けられている。

任意入院は本人の同意にもとづく入院である。**医療保護入院**は，本人の同意がなくても指定医が診察し必要を認めると，保護者の同意により入院させること。保護者とは通常，配偶者，未成年者の親をさすが，それ以外の場合は4週間以内に家庭裁判所の選任をうける。**措置入院**は，自分を傷つけ，他人に害をおよぼす恐れのある患者を，都道府県知事と指定都市の市長が強制的に入院させるもので，指定医2人の判断がいる。

老人ホーム nursing home には，心身に大きな障害をもつ老人の介護を目的とする特別養護老人ホーム，障害が軽い老人を対象とする養護老人ホームがあり，経費の安い軽費老人ホームと有料老人ホームの区別がある。

3) 中間施設 transitional facilities

病院と社会の中間に位置する施設で，社会復帰をめざす回復期の患者，入院の必要はないが家庭生活に困難な老人などが対象である。宿泊できる福祉ホーム，ハーフウェイハウス，日常生活を指導する生活訓練施設，就労を援助する共同作業所，授産施設，福祉工場，篤志の事業主に委託する職親制度などがある。

病院，診療所，保健所，精神保健福祉センター，中間施設に昼間通い，さまざまなプランに従って患者に自立をうながすことを**デイケア** day care という。精神科医，看護師，社会福祉士（精神科ソーシャルワーカー：PSW），理学療法士（PT），作業療法士（OT），臨床心理士（CP）[1]，言語聴覚士などからなる医療チームが作業療法，リハビリテーション，集団精神療法，社会生活技能訓練，生活指導などをおこない，治療と福祉の両面をもつ。夜間におこなうものはナイトケアである。ねたきりの在宅老人を，一時的に老人ホームに保護し福祉サービスをおこなうショートステイもある。

企業に勤める産業医（厚生労働省の包括的地域医療の一環とし

1) 日本心理臨床学会は1982年に創立し1988年より臨床心理士が誕生した。

て認定，研修により5年ごとに更新）は，職場の環境，人間関係などを調整して，働く人の発病を予防し，病後の復帰やリハビリテーションをたすける。企業や学校の医務室，健康管理室には軽症患者が訪れる。周囲の努力で発病にいたらずにすむ人，シュープを体験しても定年まで職務をまっとうできる人，病院を受診しないので患者にカウントされない人の数は予想よりはるかに多い。

2. 薬のはなし

精神に作用する薬を**向精神薬** psychotropica といい，治療にもちいる抗精神病薬，抗うつ薬，気分安定薬，抗不安薬，睡眠薬，抗てんかん薬，抗認知症薬などのほか，抗酒薬，精神刺激薬，催幻覚薬も含まれる。

今日，薬物療法は治療の中心であるが，薬がこころに直接効くと信じる人は少ない。侵襲に遭い危機におちいった人は，意識的あるいは無意識的に，より低いレベルでこころの再統合を試み，はじめは神経症で妥協するが，かなわぬと精神病に逃げ込む[1]。

薬の作用は単純ではない。ホメオパチー homeopathie は，ある病気を治すために同じ病気をおこす薬物を少量もちいる治療法で，パラケルススの similia similibus curatur（似たもので似たものを癒す）という思想をもとに，19世紀はじめドイツの医師ハーネマン Hahnemann, S（1755-1843）が提唱した。反対の病気をおこす処方をもちいるのはアロパチー allopathie という。向精神薬はどうやら脳の過剰な反射を抑え，患者を落ち着かせ，こころの誤った再統合を解きほぐして病気を単純化するらしい。一方，精神療法の効果を高め，治療アプローチ全体の一翼を担うものである。

処方された薬を，患者が自分の意志できちんとのむことをア

1）「住みにくさが高じると，安いところへ引き越したくなる。どこへ越しても住みにくいと悟った時，詩が生れて，画が出来る」『草枕』[夏目漱石]。

ドヒアランス adherence という[1]。患者の病識，自己管理能力によるが，治療者との信頼関係に左右されやすい。治療者（薬剤師）と患者のより対等な関係を，薬の処方権に踏みこんでまで求めるコンコーダンス concordance という概念もある。

精神科医は投与直後の反応によく注意すべきで，とくに服薬１日目に患者が自覚する微細な体の変化（眠りの深さ，朝の目覚め，夢の内容，味覚のちがい，便秘，血圧の変動，頭のもやもや，肩こり，痛み，ふらつき，まぶしさ，天気の移り変わり，季節の感じかたなど）を見逃さないことである[2]。薬が有効なために，かえって一時的に症状が悪化したかのようにみえる場合（有効反応）もあり，これらを参考に以後の予測をたて，薬の種類と量を調節する。効果が遅く現れる（2～3週間）とされる抗うつ薬も例外ではない。

1）医師からの指示に従う服薬遵守，コンプライアンス compliance にかわる用語。

2）「後世（ごせ）は猶今生（こんじょう）だにも願はざるわがふところにさくら来てちる」［山川登美子］。

1）抗精神病薬 antipsychotics

はじめての抗精神病薬クロルプロマジン（図１）は，1950年フランスのローヌ・プーラン研究所で合成されたフェノチアジン誘導体である。フェノチアジンは抗ヒスタミン作用と中枢鎮静作用をあわせもつが，クロルプロマジンはその誘導体のなかで前者が少なく，後者の麻酔，鎮痛，催眠効果が高い薬物として開発された。外科医ラボリは，侵襲学（p.57）の立場からショック状態にたいして，生体が自分の身を守ろうと働かせる防御反応を強化するのではなく，逆にクロルプロマジンをもちいて中枢を鎮静させる人工冬眠療法が有効であることを見出し，この薬が精神病の治療にも応用できることを提唱した。

クロルプロマジンの精神医学への本格的導入は，1952年パリ，

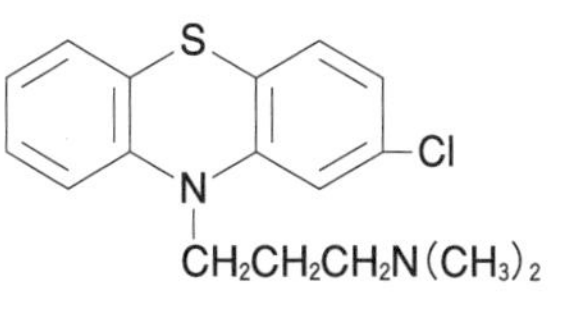

図１　クロルプロマジン

サンタンヌ病院のドレーとドニケルによる。彼らはこの薬の精神病への治療効果を確認し，セリエの汎適応症候群（p.118）との類似から，その作用を間脳の自律神経遮断にあると推定した。

ヒマラヤ地方に自生する灌木から抽出されたレセルピンに，高血圧と躁病の治療効果のあることは1930年代に知られていた。レセルピンはクロルプロマジンと似た作用をもつことが明らかになり，これらの化学構造をもとに第1世代の抗精神病薬が開発された。

これらの薬は，緊張病に似たカタレプシーをおこし，不随意運動（手足のジストニー，口や舌が動くジスキネジー），アカシジア（じっと座っていられない），パーキンソン病に似た錐体外路症状（手のふるえ，筋のこわばりなど），乳汁分泌などをもたらす。錐体外路症状には抗パーキンソン薬（トリヘキシフェニジルなど）をもちいる。もっとも重い副作用は悪性症候群 neuroleptic malignant syndrome で，高熱，発汗，よだれ，筋のこわばり，けいれん，意識混濁，白血球増加，筋由来の血中酵素上昇，ミオグロビン尿などをおこし死にいたることがある。頻度は服薬者のおよそ1％，死亡率は10％で，治療には原因薬中止，輸液のほかドパミン受容体刺激薬（ブロモクリプチンなど），筋弛緩薬（ダントロレンなど）をもちいる。

1958年ベルギーで鎮痛薬から合成されたブチロフェノン誘導体のハロペリドールは，クロルプロマジンの数十倍の薬理活性をもち，抗アンフェタミン効果をもつことから，幻覚妄想に有効とされた。抗精神病薬がおもに中脳辺縁ないし皮質系のドパミン D_2 受容体を遮断し，D_2 への結合能が高いほど治療効果があがること（図2），ドパミン作動薬が精神症状を悪化させることから，1960年代に統合失調症のドパミン過剰仮説，80年代に陰性・陽性症状からなる2病型説などがたてられた。錐体外路症状は黒質線状体系，乳汁分泌は漏斗下垂体系の遮断に関連する[1]。

1980年代に意欲減退や感情鈍麻などにも効果があり，乳汁分泌や錐体外路症状の少ない薬物が開発され，90年代から急速に

1）ドパミンはチロシンから合成される神経伝達物質。脳内には4つのドパミン経路（中脳辺縁，中脳皮質，黒質線状体，漏斗下垂体）と5つの受容体サブタイプ（D_1〜D_5）がある。D_1 と認知機能，D_3 と病的賭博，D_4 と新しもの好き novelty seeking との関連が指摘される。

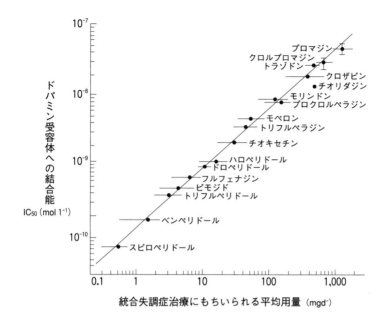

図2　各抗精神病のドパミン受容体親和性と用量
ドパミン受容体に親和性が高いほど薬効が強い（シーマン，1976）

普及しはじめた。ドパミン D_2 受容体単独ではなく D_1 にも結合するもの，D_2 受容体に部分的作動をもつもの，セロトニンとドパミン両方の受容体に拮抗するもの（SDA），D_2 受容体の結合が少なく多種類の受容体にかかわるもの（MARTA）など，いずれも受容体中心に仮説がたてられている。従来の抗精神病薬に対して，第2世代，新規あるいは非定型抗精神病薬とも呼ばれる。抗精神病薬は，統合失調症をはじめ躁病，非定型精神病，薬物中毒，境界性パーソナリティ障害などにもちいる。

2）抗うつ薬 antidepressant

　三環系抗うつ薬の代表であるイミプラミンは1957年に登場した。抑うつ気分と意欲減退を改善させるが，抗コリン作用（便秘，口のかわき，尿閉，イレウス，眼圧上昇など），心循環系の副作用（立ちくらみ，頻脈，伝導ブロックなど），アレルギー（薬疹

など）がある。これらの副作用の少ない第2世代の三環系，四環系抗うつ薬は1980年ころから登場した。

　抗うつ薬は，ニューロンのシナプス間隙において，さまざまな形（放出，トランスポーターの再とりこみ阻害，分解酵素阻害など）で，神経伝達物質である脳内モノアミン（ノルアドレナリン，セロトニン）を増加させる（図3）。これをもとにつくられたモノアミン仮説は，うつ病はモノアミンの機能的欠乏，躁病は過剰により発病するという説で，その後いくたびも修正され受容体，細胞内情報伝達機構などの研究へ発展した。

　セロトニンのみに作用する選択的セロトニン再とりこみ阻害薬（SSRI）は，1980年代に登場し，副作用が少なく安全性が高いので90年代から普及した[1]。さらにノルアドレナリンとセロトニンの両方に作用するもの（SNRI），分解酵素を阻害するもの（選択的MAO阻害薬）など，従来の効果を残しながらより安全性の高い抗うつ薬が開発されている。

　抗うつ薬は，うつ病以外にパニック障害，強迫性障害，摂食障害，慢性疼痛，夜尿，爪かみなどに有効である。

1）セロトニンはトリプトファンから合成される神経伝達物質。睡眠，食欲，気分などを調整するらしい。セロトニン受容体には大きく4つのサブタイプがあり，さらに細分化されている。

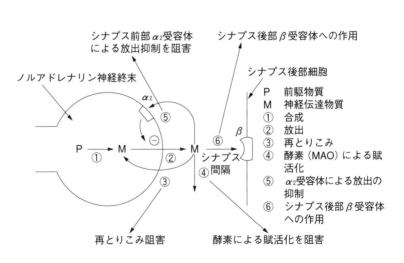

図3　抗うつ薬の作用機序

上島国利・村崎光邦・八木剛平編『精神科治療薬大系　中』星和書店，2001より（一部改変）

3）気分安定薬 mood stabilizer

リチウムに躁病治療効果のあることは，1949年オーストラリアのケードにより見出され，60年代から臨床に応用された[1]。躁病ばかりでなく，病相頻発型双極性障害，うつ病，非定型精神病などにも有効で，再発予防効果もある。細胞膜の脂質や蛋白の代謝に作用し，情報伝達機構を調整するらしい。有効量と中毒量の差が少ないので，血中濃度を測定しながら経口投与する。過量では，消化器症状（嘔吐，下痢），神経・筋症状（運動失調，手のふるえ，筋けいれん），意識障害（眠気，失見当，錯乱）をおこす。

一部の抗てんかん薬に気分安定薬としての効果が見出されている。カルバマゼピンは，不安，不快気分をもつ躁状態，統合失調症の刺激性，非定型精神病，神経痛，不随意運動などに有効である。血液障害（白血球減少，無顆粒球症，貧血）をおこすことがある。バルプロ酸は抗躁作用のほか，病相頻発型双極性障害，躁うつ混合状態，非定型精神病，無力妄想などに効果をもつ。海馬や扁桃体の放電をおさえ，脳内のガンマアミノ酪酸（GABA）ニューロンの機能を賦活するらしい。肝障害に注意する。ベンゾジアゼピン誘導体のクロナゼパムにも，ガンマアミノ酪酸ニューロンの賦活作用があり，抗躁効果とパニック障害治療効果をもつ。

4）抗不安薬 anxiolytics

不安に対して1940年代には抱水クロラール，50年代にはバルビツール酸がもちいられたが，60年代以降はベンゾジアゼピン系が主流になっている。

ベンゾジアゼピンは少量で抗不安，大量で鎮静，催眠効果があり，依存をおこしにくく安全性が高い。ガンマアミノ酪酸ニューロンのベンゾジアゼピン受容体に結合し，その機能を増強する。代表的な薬物はジアゼパムである。不安障害のほか，いろいろな病気に伴う不安，緊張，うつ，興奮，不眠，せん妄，アルコール離脱症状，てんかんの重積状態，麻酔前投薬などに

1）リチウムは1価の金属元素で岩石や鉱泉水中に存在する。これを含むエフェソス水は4世紀ころ不機嫌症に効くとされた。19世紀には膀胱結石，痛風の治療にもちいられた。

もちいる。副作用は眠気，めまい，ふらつき，脱力などであり，過量にはベンゾジアゼピン受容体拮抗薬（フルマゼニル）が有効である。

5）睡眠薬 hypnotics

　ベンゾジアゼピン系がもっともよくもちいられる。大脳辺縁系（扁桃体，海馬），視床下部に作用し，情動反応や覚醒をもたらす刺激伝達をおさえて睡眠に導くとされる。薬物が血中から消失する半減期により持続時間がことなるので，用途にあわせて使い分ける。持続の長いもので翌朝に眠気の残る持ち越し効果，短いものでは健忘をおこすことがある。代表的な薬物はニトラゼパムである。

　バルビツール酸系は，脳幹網様体や新皮質を抑制し麻酔効果をもたらす。呼吸抑制があり，依存をおこしやすい。うつ病，緊張型統合失調症，解離性障害などの昏迷，緘黙などにもちいることもある。代表的な薬物はフェノバルビタールである。

　ブロムワレリル尿素は非バルビツール酸系の持続の短い催眠・鎮静薬である。化学構造はことなるが，ベンゾジアゼピン受容体に作用する睡眠薬（ゾピクロンなど），メラトニン製剤も登場した。

6）抗てんかん薬 antiepileptic drugs

　てんかん発作を抑える効果をもつ。バルビツール酸系のフェノバルビタールは発作波とその周囲への拡がりを抑えるので，全般発作と部分発作のいずれにも有効である。バルプロ酸は，皮質下でガンマアミノ酪酸ニューロンを中心に抑制効果をもち，全般発作，部分発作に広くもちいられる。

　ヒダントイン系のフェニトインは，ニューロンの細胞膜を安定させ発作波の拡がりを抑え，おもに全般発作にもちいる。単純性あるいは複雑性の部分発作にはカルバマゼピン，小児のてんかんにはベンゾジアゼピン系のニトラゼパム，クロナゼパムなどが単独あるいは併用で使用される。ベンズイソキサゾール

系のゾニサミドには，抗パーキンソン作用もある。

7）抗認知症薬 nootropics

　分解酵素を抑制してアセチルコリン系ニューロンを賦活する薬物が，1990年代から登場した。代表的なものは塩酸ドネペジルで，軽・中等症のアルツハイマー型認知症，レビー小体型認知症などにもちいる。グルタミン酸 NMDA 受容体遮断薬メマンチンは進行した認知症にも有効とされる。アミロイドベータの沈着抑制や分解をうながす薬物，抗体をもちいたワクチンなどが開発中で，ビタミンE，メラトニン，ヒデルギン，選択的MAO 阻害薬，銀杏の葉エキス，非ステロイド抗炎症薬などが検討されている。

8）抗酒薬 antialcoholic drugs

　精神に直接作用するのではなく，エタノールの代謝酵素に作用し不快（アセトアルデヒド症候群）をもたらすことで，アルコール症の飲酒行動を心理的に抑制する。ジスルフィラムとシアナミドがあり，飲酒の機会前に投与する。飲酒歴は長いが断酒の意志がかたく，家族のサポートがあり，ほかに精神障害のない年長の男性に有効性が高いとされる。

9）精神刺激薬 psychostimulant

　精神活動全般を高め，覚醒度を上げ感覚を過敏にする。メチルフェニデート，ペモリンなどであり，ドパミンニューロンの賦活効果をもち，行動が増え食欲が低下する。ナルコレプシー，反復性過眠症，注意欠如・多動性障害などにもちいる。

3．身体療法 physical therapy

　体に働きかけ，こころの回復をはかる治療である。こころと

体には拮抗作用があり，重い身体病にかかると精神病が軽くなること，死期が近づくと妄想が消失すること，気をおろすために体をつかうとよいことなどは，昔から経験的に知られていた[1]。

1)「どんな病気も反対の性質の病気によってなおる」［ヒポクラテス］。

1) 発熱療法 fever therapy

4日熱がメランコリアを治癒させたことはガレノスの記載にある。シュタール，ブールハーフェ[2]らは発熱を，侵襲をうけた生体がしめす抵抗，一種の自己防衛反応と考えた。

2) ブールハーフェ Boerhaave, H (1668-1738) はオランダの機械論的生理学者。ライデン大教授。

ワグナー ヤウレック[3]は，熱性疾患（チフス，コレラ，マラリアなど）によるさまざまな精神障害への影響を文献的にしらべ，204例のうち34％が治癒していることを見出した。彼は治療効果を体温上昇ではなく感染症にあるとみて，1917年進行麻痺患者にマラリア原虫を接種する発熱療法を実施した。術式は改善され，1922年までに116例におこなわれ，78例（67％）の寛解が報告された。同年早くもわが国に導入された。

3) ワグナー ヤウレック Wagner von Jauregg, J (1857-1940) はオーストリアの神経精神科医。ウィーン大教授。『精神病における熱性疾患の影響』(1887)。

発熱療法は世界にひろまり，1927年ワグナー ヤウレックはノーベル賞を受賞したはじめての精神科医となった。しかし1940年代に進行麻痺に対するペニシリンの効果が明らかになると，メカニズムや思想が十分に解明されないまま治療の表舞台から姿を消した。

2) ショック療法 shock therapy

低血糖をもたらすインスリン[4]は，意識レベルを低下させて興奮をしずめる。ザーケル[5]は麻薬中毒患者の離脱症状にインスリンをもちいたが，1933年これを統合失調症に応用した。昏睡，時にはけいれんを伴う低血糖状態が統合失調症に有効であるとの報告は，その後の追試で社会寛解40％と確認された。彼は作用点を視床下部の自律神経中枢にもとめ，インスリンが神経細胞を冬眠させてエネルギーを蓄積すると考えた。

統合失調症とてんかんの併発は少なく，統合失調症を発病するとてんかん発作が消失し，けいれんにより統合失調症状が回

4) ドイツのランゲルハンスが発見した膵臓の島 insula からでる蛋白質ホルモンで，1921年カナダのバンティングとベストが単体分離した。

5) ザーケル Sakel, M (1900-57) はオーストリアの精神科医。けいれん療法の優先権をめぐってメドゥナと対立，1938年ニューヨークに移住。『統合失調症の新治療法』(1935)。

復するなどから，両者に生物学的拮抗があるらしいことが知られていた。1935年メドゥナ[1]は26例の統合失調症患者に，はじめカンファーついでカルジアゾルをもちいたけいれん療法 convulsive therapy を試み，10例（38％）の寛解を報告した。

実験てんかんを研究していたチェルレティ[2]は，通電で失神する屠殺場の豚からメドゥナのけいれん療法に電流をもちいることを考えついた。電極の位置や方法を改良し，1938年一人の統合失調症男性患者に125ボルト，11回の通電をこころみ寛解を得て，ローマの医学アカデミーで報告した。

彼は治療効果を電流ではなくけいれんにあるとみて，けいれんをおこすことで危機に陥った脳が活性物質（アクロアゴニン）を分泌するという仮説をたてたが，実証されなかった。通電は視床下部・下垂体・副腎系を介して脳内神経伝達を修復正常化するとみられるが，その機序は今日なお十分明らかではない。

通電（電気けいれん）療法 electroconvulsive therapy（ECT）は，1940年代に筋弛緩薬をもちいた無けいれん手法がとりいれられ，統合失調症ばかりでなくうつ病にも著しい効果をしめすことが確認された。薬物の普及から一時期すたれたが，その有効性が見直され，現在広くもちいられる唯一のショック療法である。手術室で全身麻酔と，より侵襲の少ないパルス波をもちいた修正型 m-ECT がおこなわれている。重症うつ病，統合失調症（緊張型），自殺の危険が高い患者，妊婦などに適応があり，副作用は一過性の錯乱，失見当，逆向健忘，頭痛，ふらつき，吐気などである。

経頭蓋磁気刺激法 transcranial magnetic stimulation（TMS）は，磁場に生じる誘導電流により脳を非侵襲的に刺激する方法で，脳機能検査に開発されたものを1993年ホフリッチが治療に転用した。単数刺激と毎秒１〜15回の連続刺激があり，一般に後者をもちいて左前頭前野の外側から，うつ病，統合失調症，強迫性障害，パーキンソン病，てんかん，慢性頭痛，脳梗塞後のリハビリテーションなどに試みられる。

１）**メドゥナ** von Meduna, L（1896-1964）はハンガリーの精神科医。ブダペストのレオポルドフィールド病院医長。戦時アメリカに移住しイリノイ大に在籍。『統合失調症のけいれん療法』（1937）。

２）**チェルレティ** Cerletti, U（1877-1963）はイタリアの神経精神科医。ローマ大教授。『電気ショック』（1940）。

3）作業療法，活動療法 occupational therapy

　体をつかう生産活動（袋はり，農耕，園芸，畜産，木工など）を通じて，こころへ刺激をあたえ，社会における役割を取り戻す治療法。ジーモン[1]が体系化し，呉 秀三がわが国に紹介，松沢病院の加藤普佐次郎，大阪中宮病院の長山泰政らが推進した。体に働きかけるところは身体療法であり，生活訓練を含む非言語的な集団精神療法でもある。

　こころは体から賦活される。木漏れ日，草木の匂い，雨の音，吹きわたる風，土の感触，筋肉の疲労などは，体の感覚をよみがえらせ，この世に自分は一人ではない，生きている，何かしらの役に立っている，という実感を与えてくれる[2]。

　患者は何も決まっていない未来に踏み出すことができない。そのためにしばしば立ちすくみ，堂々巡りに考えてしまう。規則的な作業予定は目に見えない時間を区切り，共に働くことは足元を照らす道しるべになる。無為の患者に生活リズムをとり戻すばかりでなく，時間が空くとつい食べてしまう過食，予定表を埋めずにはいられない境界性パーソナリティ障害，人生の目的がつかみにくい無力妄想などの患者を治療するヒントにもなる。

4. 精神療法 psychotherapy[3]

　患者と治療者の間に生じる心理的交流を通じて，こころに変化をもたらす治療法である。言葉によるものとよらないもの，個人におこなうものと集団でおこなうものがあり，250種類にもおよぶ。病気や病態レベルに応じた適応があるが，治療者の人柄や患者との相性に左右される側面も少なくない。技法のちがいを問わず60〜75％に有効とされる。

1）**ジーモン** Simon, H（1867-1947）はドイツの精神科医。ギューターゾロー病院で作業療法を実践。『精神病院の賦活療法』（1927）。

2）「はつなつ の かぜ と なりぬ と みほとけ は をゆび の うれ に ほの しらす らし」[會津八一]。

3）精神療法は1886年レンテルヘンとエーデンがリエボーの催眠治療診療所をアムステルダムに開設し，大道興行の催眠術と区別して標榜した。井村恒郎は心理療法と訳した。

1）モラル療法 moral therapy, moral treatment

18世紀末イギリスのテューク，イタリアのキアルジ[1]，フランスのピネルらにより推進された人道・合理主義的治療法。モラルは道徳というより人間の品行や慣習のことで[2]，精神病患者の一時的に失われた理性をとりもどすために，キリスト教理念のもとに優しく話しかけ，おちいった悪や罪に共感し，親切な世話，宗教訓練，作業，娯楽などを通じてなぐさめ，希望を与える精神的な働きかけを重視した。ドイツではロマン派精神医学と結びつき，アメリカにはラッシュがとりいれた。

やがて入院患者が増えると本来の目的を離れ，医師による価値観の押しつけ，威圧的な説得，患者教育，集団生活の規律，仕事の割りふりなどに変質し19世紀半ばにはすたれた。精神療法の原型で，不可欠な要素から起こりがちな誤りまで，そのすべてを含んでいる。

2）支持療法 supportive therapy

患者を受け容れ，適切な助言をおこない安心をあたえ，寄り添い励まして希望の火をたやさず，こころが本来の働きを取り戻すように見守る治療法。あらゆる精神療法の基本であり，これを欠いてはどのような技法もなりたたない。外来でおこなう簡易精神療法の大半は支持療法である。治療者は愚痴や苦情を聞くことも治療のうちとこころえて，患者より先に病気をあきらめないことである。時には患者をとりまく人たちにも会い，置かれている立場や心理の理解をもとめ，家庭や職場などの環境を調整する。

こころが傷ついた患者は，くじけやすく不安であせり，自分に都合のよい安易な道を選びがちである。視点が下がってくると，他人の立場にたてず，もののみかたが一方的，自分本位になり，世俗の評価を気にし，優劣，成功と失敗，妬み，恨み，負い目，被害感にとらわれやすい。支持療法の本質は，患者の視点を高め，この世に存在する意義，辛くても生きる勇気をあたえることにある[3]。

1) キアルジ Chiarugi, V (1759-1820) はトスカーナの医師。フィレンツェ医学校の皮膚科・精神科教授。『狂気概論』(1793-94)。

2) モラリスト moraliste は16〜18世紀フランスでエッセイや箴言をもって人間のありかたを観察，分析したモンテーニュ，パスカル，ラロシュフコーらの作家たち。モラル・センス学派 moral sense school は17〜18世紀イギリスで道徳を人間本性の感情におくハチソン，ヒュームらの立場でカント倫理学に影響をあたえた。

3)「地上から見ているのはじつは雲の裏側だったと気付く　精神が低いところを徘徊していては生きることの意義の輝かしい表は見えない」『雲海』[川崎 洋]。

1）**ロジャース** Rogers, CR（1902-87）はアメリカの心理学者。シカゴ，ウィスコンシン大教授。『カウンセリングと精神療法』（1942）

2）アメリカ心理学協会は1951年カウンセリング心理学部門を設立。

3）**ブロイアー** Breuer, J（1842-1925）はオーストリアの神経病医。フロイトを援助しヒステリーに催眠浄化法を導入。「ヒステリー現象の心的機構予報」（1893）。

4）**ブレイド** Braid, J（1795-1860）はイギリスの外科医。骨相学に関心がありマンチェスターでメスメリズムを研究した。「神経睡眠学」（1843）。

5）**モレノ** Moreno, J-L（1896-1974）はルーマニアの精神科医。ウィーンに即興劇場をつくり，1925年アメリカに移住，ニューヨーク州に心理劇研究所開設。『生き残るのは誰か』（1934）。

カウンセリング counseling は，面接により問題解決の援助をすることで，1930年代のアメリカで職業を選択する学生におこなわれた。ロジャース[1]が提唱したクライエント（来談者）中心療法 client-centered therapy は，患者をありのまま受け容れ，指示をあたえず内在する可能性に道をひらく治療法である[2]。

3）**表現療法** expressive therapy

患者がこころのなかにある不安，恐怖，支配観念，愛憎などを，何かしらの方法で表に現わす治療法。内から外に出すことで，せき止められていた感情が解放される。これをブロイアー[3]はカタルシスと呼んだ。問題を客観化し角度をかえてみると，解決のいとぐちがつかみやすくなる。治療者に受け容れてもらうことで，患者の孤独はいやされ自信も回復する。

催眠療法 hypnotic therapy は，注意集中と誘導操作により暗示にかかりやすい特殊な意識状態（トランス）をつくり，症状を除去しカタルシスをおこす。ブレイド[4]は催眠を中枢神経の生理現象と考えヒプノティズムの語を用いた。全生活史健忘などの心因健忘に，適量の抗不安薬や睡眠薬をもちいて抑制を除き追想をうながす方法がある。

芸術療法 art therapy は，絵画，彫刻，陶芸，手芸，詩歌，音楽，箱庭などの創作活動をもちいる表現療法である。無意識の内容は，言語化するより芸術に表しやすく，そのイメージのもつ意味を治療者と話し合う。創作は作品の完成する未来を思い描く要素をもつので，時間のなかに立つ自己の存在を回復させる役割もはたす。

心理劇 psychodrama は，モレノ[5]が創始した集団表現療法である。患者にさまざまな役割を演じさせ（ロールプレイング），内面の表出と現実への適応をうながす。遊戯療法 play therapy は，遊びを通じて非言語的な自己表現をうながす小児への精神療法。

4）訓練療法 training therapy

自律訓練法 autogenic training は，注意集中と自己暗示を練習して全身の緊張をほぐし，自ら心身の調整をおこなうこと。ドイツのシュルツが1932年に考案した。**バイオフィードバック** biofeedback は，体内情報を意識化することで自ら調整できる範囲をひろげる行動療法。血圧，心拍数，筋電図，脳波などを信号に変換して患者に知覚させ（フィードバック），より安静な状態を獲得する。心身症，神経症におこなう。

行動療法 behavior therapy は学習理論や行動主義をもとに，学習された不適応行動を，条件づけを利用して修正する治療法。筋肉の弛緩訓練をして反復する刺激を消去する系統的脱感作法，刺激状況に長時間向き合う暴露法，反応に正負の強化（賞賛，達成感，罰など）をあたえて発生頻度を増減させるオペラント技法，モデル刺激を観察，模倣して行動のスキルを学習するモデリング，自身の行動を観察して記録，評価するセルフモニタリング，眼球運動をもちいる脱感作法（EMDR）などの技法がある。不安障害，恐怖症，強迫性障害，PTSD，アルコール症，夜尿などに有効である。

認知療法 cognitive therapy は，認知の主観的なゆがみを修正する行動療法。誤った認知とは，こころの表層にひとりでに湧き（自動思考），深層の人生観（スキーマ）により育まれる恣意的推論（先走り），二分割思考（白か黒か），極端な一般化（きめつけ），拡大，縮小，選択，関係づけなどである[1]。境界性パーソナリティ障害を対象に，治療者が患者を受容しつつ変化をうながして矛盾したアプローチを止揚する弁証法的行動療法がある。認知の修正にも支持療法は欠かせない。

社会生活技能訓練 social skills training（SST）は，自立した社会生活を送れるように生活技能（受信，処理，送信）を訓練する認知行動療法。食事・服薬・金銭・症状の自己管理，身だしなみ，会話，余暇活動，問題解決，職業指導などが含まれる。統合失調症，精神発達遅滞，薬物依存，認知症，社交恐怖，引きこもり，注意欠如・多動性障害，素行障害などにおこなう。

1）「空を飛ぼうなんて悲しい話をいつまで考えているのさ」『この空を飛べたら』[中島みゆき]。

　　リハビリテーション rehabilitation は失われた機能を回復さ
せること。機能を元通り再建する，あるいは残された健康な部
分にはたらきかけ，機能を再統合して社会適応をめざす。認知
リハビリテーションは，脳損傷（血管障害，外傷など）を起こ
した患者の知覚，記憶，言語，遂行機能などの障害を改善させ
る治療法で，神経心理学や情報処理理論をもとに1970年代から
発展した。反復練習による認知訓練，行動療法的なアプローチ，
感情面や自覚を重視して精神療法をとりいれた全体論的な方法
などがある。精神科リハビリテーションには，生活技能訓練に
よる機能回復のほか，差別や偏見による社会的不利から生活権
利を回復する意味も含まれる。**リカヴァリー** recovery は，病
気の回復にとどまらず，希望を抱き能力を発揮して未来を開こ
うとする人間全体の再構築を示す概念で，アメリカのラルフ，
コリガンらが1990年代から推進した。

5）洞察療法 insight therapy

　　患者自らが病気のしくみを理解し，みかたを変え，新しい生
きかたを選ぶ治療法。内面の闇が深くなるほど，治療には技巧
より人間性を必要とする。洞察療法の本質は，あらかじめ用意
した答え，治療者が望む方向に導くのではなく，未来にひらか
れた自由を患者にとりもどすところにある。

　　精神分析療法 psychoanalytic therapy は，患者と治療者が一
定の枠組み（治療構造）のなかで，症状のもつ意味と防衛機制
を知り，背後に隠された内的な葛藤や欲求が幼少時の対人関係
に起源をもつことを段階的に明らかにする治療法である。治療
過程で患者は，内面を見せまいと（抵抗），子どもっぽくなり
（退行），幼児期の人物にいだく感情や態度を治療者に向ける
（転移）。治療者はこれらのもつ意味を言葉にして伝え（解釈），
患者の健康な自我に呼びかけ，患者はそれに向き合うことで，
自分を知り現実生活を改善する。フロイトによる古典的精神分
析から，ユング派，自我心理学，対象関係論，ラカン派，コフ
ートらの自己心理学などさまざまな分派があり，それぞれ力の

おきどころが異なる。

交流分析 transactional analysis は，自我心理学をもとにバーン[1]が考案した集団精神療法。人はだれでも親，大人，子どもの３つの自我をもつとみて，そのバランス（構造分析），対人接触（交流パターン分析），ゲーム時の心理（ゲーム分析），人生のドラマ（脚本分析）を分析し人間関係の改善をはかる。

ロゴテラピー logotherapy は，意味への意志が失われた神経症患者に対するフランクルの実存的精神療法。不安から逃れようとせず，人生の価値をもたらすものにこころを向けることで視点の転換をはかる[2]。

現存在分析療法は，精神病を病気にかかった人間ではなく，人間そのものの病気（世界・内・存在の変容）ととらえ，治療者との交流を通じて，今を脱皮し未来に開かれた本来的存在へ道を開こうとする[3]。

フォーカシング focusing は，ジェンドリンによる現象学的精神療法。人や状況に対して体に漠然と感じるフェルトセンス felt sense を重視して，その意味を明らかにすることで自己理解を深める

森田療法は，森田正馬による神経質[4]，神経症の治療法。自然に服従することで人為のとらわれを除き，生の欲望をあるがままに発揮させようとする。原法では治療者の自宅に約50日間住み込み，絶対臥褥，軽作業，重作業，生活訓練の４期を段階的に経過する。視点の転換ともいえ，自分を超越する何かにゆだねて荷を軽くする思想は，洋の東西を問わず存在する。

内観療法は，吉本伊信（1916-88）が1937年に浄土真宗の求道法から考案した内省療法[5]。これまでの対人関係のなかで，自分がしてもらったこと，して返したこと，迷惑をかけたことを想起し，罪責と愛に気づき新しい世界観を得る。原法では治療者の自宅に１週間泊まり，１日16時間の内観に集中する。

神律療法 theonomic therapy は，キリスト教理念を基盤にモラル療法とロゴテラピーを統合発展させた著者の人間学的精神療法。人間に本来そなわる霊性にはたらきかけ，患者に過剰な

1）バーン Berne, E（1910-70）はカナダの精神科医。精神分析を学び，コミュニケーション理論やシステム理論をとり入れて独自の技法を開発，自宅でセミナーを開催。『人生ゲーム入門』（1964）。

2）「生きるとは，問われていること，答えること，自分自身の人生に責任をもつことである」『それでも人生にイエスという』［フランクル］。

3）「わたしって，成っていく者なのよ」『君の中の見知らぬ女』［高橋たか子］。

4）神経質は強迫，心気，神経衰弱，不安をしめす神経症。森田がヒステリーと区別して命名。

5）白隠禅師の内観は臨済宗の心身調整法。ヴントの内観は意識内容を分析する心理学用語。

自助努力を放棄させ価値の転倒を修復して，離反した超越的な
ものとの再結合をめざす。治療者は，患者の凍りつくような孤
立感，薄氷をふむような存在のたよりなさを祈りとともに引き
受け，自身はむしろ寡黙，透明になることで患者のこころの奥
に光がさし，変化が芽生えるのを信じて待ち続ける。そこに至
るまでに積んでは崩し，一進一退をくりかえして長くかかるこ
とが多い[1]。思いがけず急に視界がひらけ，幸福な洞察に達す
る体験は開眼，回心，悟りである。

1）「彼 は 軽 蔑 され，
人々に見捨てられ，多く
の痛みを負い，病を知っ
ている。彼はわたしたち
に顔を隠し，わたしたち
は彼を軽蔑し，無視して
いた」『イザヤ書』。

Pour Yuko et Noï

Résumé

Cet ouvrage, qui présente les aspects essentiels de la psychiatrie, est destiné plus particulièrement à un public de médecins généralistes, psychologues, infirmiers et étudiants. Il est composé des 7 chapitres suivants: 1. Cerveau et esprit, histoire de la médecine psychiatrique. 2. Sémiologie: Symptômes et syndromes, conscience, personnalité et soi, perception, humeur, désir et volonté, pensée, mémoire, intelligence. 3. Nosologie: Etats confusionnels et organiques, démences, alcoolisme et intoxications, schizophrénie, psychoses délirantes chroniques, troubles thymiques, états anxieux et obsessionnels, troubles dissociatifs et psychosomatiques, troubles de l'alimentation et du sommeil, troubles de la personnalité, troubles psychiques de l'enfant, troubles psychiques du vieillard. 4. Consultation et hospitalisation: Entretiens, examens cérébraux et physiques, tests psychométriques, législation et criminologie. 5. Thérapeutique: Pharmacothérapie, traitements biologiques, techniques psychothérapeutiques. 6. Chronologie. 7. Choix de lectures complémentaires.

La médecine psychiatrique moderne est née en Europe de l'Ouest dans la deuxième moitié du XVIIIème siècle, puis s'est développée aux XIXème et XXème siècles à partir de l'opposition entre biologie et psychologie, cerveau et esprit. Durant cette période, elle s'est intéressée, entre autres, à l'anatomie et la localisation cérébrales, la psychopathologie, la psychanalyse, la phénoménologie, l'anti-psychiatrie, le béhaviorisme.

Le Japon, de son côté, avait adopté la médecine chinoise au Xème siècle. Puis, dans la deuxième moitié du XVIIIème siècle, il avait créé une médecine psychiatrique originale fondée sur l'accumulation de diverses expériences cliniques. A cette époque, les médecins considéraient les maladies psychiatriques comme des troubles qui avaient leur siège dans le ventre et non pas dans le cerveau, et utilisaient pour les traiter herbes médicinales, bains d'eau chaude, moxibustion, acupuncture ou aspersions d'eau froide. Les malades étaient gardés à la maison, placés dans des temples ou encore enfermés dans des cellules. Dès 1807, soit en avance sur le reste du monde, 30 cas d'anorexie mentale y furent répertoriés, et le premier livre de médecine psychiatrique publié en

1819.

En 1868, naît l'Etat moderne japonais et, avec l'introduction de la medécine allemande, la medécine chinoise et le savoir clinique qui avaient eu cours jusqu'alors furent abandonnés. En 1875, est fondé à Kyoto l'Hôpital municipal de psychiatrie et, en 1886, une chaire de médecine psychiatrique ouverte à l'Université de Tokyo. L'année 1902 voit la naissance de la Société japonaise de neuropsychiatrie. Elle est alors rattachée à la médecine interne, et la neuropathologie et les méthodes pratiquées par la médecine allemande y occupent une place centrale. L'introduction de la psychanalyse freudienne et la thérapie de Morita basée sur une théorie originale des névroses anxieuse et obsessionnelle, remontent, elles, aux années 1920. La psychanalyse américaine et la phénoménologie allemande qui furent introduites après la deuxième guerre mondiale contribueront largement à l'analyse de la culture traditionnelle et de la mentalité japonaises. En 1950, est votée la loi d'hygiène mentale. Puis, dans les années 50 à 70, sous prétexte de pallier les insuffisances du service public, on ouvre à travers le pays un grand nombre d'hôpitaux psychiatriques privés, au rythme du développement économique. Mais ces établissements sont de piètre qualité et les malades, soumis au régime de la polypharmacie, recoivent une quantité très importante de neuroleptiques.

En 1987, est promulguée une loi de santé mentale qui vise à protéger les droits de la personne et à favoriser la réinsertion sociale des patients. Après 1970, se multiplient les créations de services libres de psychiatrie au sein des hôpitaux généraux afin de favoriser la liaison avec les autres sections, ainsi que les extensions du réseau de traitement ambulatoire au sein de la communauté. Les structures intermédiaires destinées à assurer la réinsertion sociale des malades se multiplient aussi et le nombre de lits dans les hôpitaux psychiatriques traditionnels commence à baisser en 1993, après avoir atteint un pic de 360 000.

Au niveau international, la médecine psychiatrique en ce début de XXIème siècle se focalise sur la biochimie cérébrale, basée sur les critères diagnostiques définis par le DSM-IV américain, l'imagerie cérébrale et la génétique psychiatrique. Au Japon, le courant principal de la recherche est représenté par la biologie factuelle. Le système des «internements» laisse peu à peu la place à un exercice «ouvert» de la psychiatrie, à la recherche d'une plus grande indépendance des patients et à la «normalisation».

De nos jours, la médecine psychiatrique n'est plus considérée seulement comme une médecine du cerveau, mais vise à appréhender la totalité de la vie humaine. En effet, les psychoses volent à l'homme son élan vital et le concept de temps qu'il porte en lui. Les patients ayant perdu toute raison de vivre souffrent de psychopathie asthénique, de névroses, de schizophrénie ou encore de démence «antérograde». Les thérapies mises en œuvre pour les soulager devront donc comporter à la fois des traitements biologiques destinés à contrôler l'hypersensibilité cérébrale et des psychothérapies qui permettront au malade de retrouver sa liberté fondamentale d'être humain.

Octobre 2011

Docteur Hidemichi HAMADA

Professeur de la Faculté de Médecine

L'Université Keio

L'Hôpital Gunma

年　表

1700

ウォールトン『釣魚大全』(1653)，ロンドン王立学会設立 (1662)，モリエール『タルチュフ』(1664)『気で病む男』(1673)，ミルトン『失楽園』(1667)，ラシーヌ『アンドロマック』(1667)『フェードル』(1677)，ラ フォンテーヌ『寓話詩』(1668-94)，パスカル『パンセ』(1669)，バニヤン『天路歴程』(1678)，ラ ファイエット『クレーヴの奥方』(1678)，ベーメ『神智学』(1682)

関孝和『算脱之法』(1683)，小石川薬園創設 (1684)，マルブランシュ『キリスト教的省察』(1683)『神の愛についての論文』(1697)

ナントの勅令廃止 (1685)

ニュートン『自然哲学の数学的諸原理』(1687)『光学』(1704) ライプニッツとの論争 (1705)

ロシア，ピュートル大帝即位 (1689)

ロック『人間悟性論』(1689)『キリスト教の合理性』(1695)

ホイヘンス『光学についての論考』(1690)，湯島聖堂創設 (1690)

コルベール『政治聖典』(1693)，ハレ大学設立 (1693)，イングランド銀行設立 (1694)，芭蕉『奥の細道』(1694)，ブレスラウ大学設立 (1695)

ライプニッツ『実体の本性と実体相互の交渉ならびに心身の結合についての新説』(1695)『ロック氏の人間悟性論について』(1708)『弁神論』(1710)

スペイン王位継承戦争 (1701-14)，プロイセン王国成立 (1701)，イェール大学設立 (1701)

浅野内匠頭松の廊下で刃傷 (1701)，赤穂浪士吉良邸に討ち入り (1702)，ロンドンで日刊紙デイリークーラント刊行 (1702)

近松門左衛門『曽根崎心中』(1703)『心中天網島』(1720)

ガラン訳『千夜一夜物語』(1704)，江戸長唄初見 (1704)

スコットランドとイングランド合同 (1707)，富士山噴火，宝永山出現 (1707)

バークリ『視覚新論』(1709)『人知原理論』(1710)『運動論』(1721)

貝原益軒『大和本草』(1709)『養生訓』(1713)

ヴェルサイユ宮殿完成 (1710)

ホープ『批評論』(1711)『人間論』(1733-34)

ヴィヴァルディ『調和の幻想』(1711)，シャフツベリー『人間，習俗，意見，時代の諸特徴』(1711)，ユトレヒト条約 (1713)，マドリード大学設立 (1714)，マンデヴィル『蜂の寓話』(1714)，新井白石『西洋紀聞』(1715)，ポーランド内乱 (1715-17)

フランス国立銀行設立 (1716)，金融恐慌 (1721)

河東節創始 (1717)，大岡越前守，江戸町奉行 (1717)，フリーメイソン成立 (1717)

バッハ J『無伴奏チェロ組曲』(1717-23)『無伴奏ヴァイオリンのためのソナタとパルティータ』(1720)『平均律クラヴィア曲集第 1 巻』(1722)

東西戦争 (1718-20)，デフォー『ロビンソン クルーソー』(1719)，南海泡沫事件 (1720)

モンテスキュー『ペルシャ人の手紙』(1721)

江戸に目安箱 (1721)，将軍吉宗，小石川薬園内に養生所開設 (1722)，心中狂言禁止 (1723)，倹約令 (1724)，コリンズ『キリスト教の根拠』(1724)

1725

ロシア科学アカデミー創設（1725）

ヴィーコ『新しい学』（1725）

ハチソン『美と徳の観念の起源』（1725）『道徳哲学入門』（1747）

ベーリング，カムチャッカ探検（1725-30）

スウィフト『ガリヴァー旅行記』（1726）

荻生徂徠『政談』（1727）

チェンバース『百科事典』（1728）

ティンダル『キリスト教は創世の昔より存す』（1728）

メソジスト運動おこる（1729）

バッハ『マタイ受難曲』初演（1727）『ゴールドベルク変奏曲』（1742）『フーガの技法』
（1749）

香川修庵『一本堂薬選』（1729），天一坊処刑（1729）

アベ・プレヴォー『マノン レスコー』（1731）

スウェーデンボリ『哲学・鉱物学論集』（1734）『天界の秘儀』（1749-56）

モンテスキュー『ローマ人盛衰原因論』（1734）『法の精神』（1748）

リンネ『自然の体系』（1735）

ゲッチンゲン大学創立（1737）

石田梅岩『都鄙問答』（1739），尾張徳川宗春蟄居（1739），青木昆陽，オランダ語学習
（1940），甘藷栽培を奨励（1743）

オーストリア王位継承戦争（1740-48），プロイセン，フリードリヒ 2 世即位（1740）

ヘンデル『メサイア』ダブリンで初演（1742）

ダランベール『動力学論』（1743）『風の一般的原因に関する考察』（1745）

神田に天文台設立（1744）

フランス，リヨンで職工ストライキ（1744）

ジョージ王戦争（1744-48）

モーペルテュイ『人間と動物の起源』（1745）

ラ メトリ『霊魂の自然史』（1745）『人間機械論』（1747）『人間植物論』（1748）

コンディヤック『人間認識起源論』（1746）『体系論』（1749）

ディドロ『懐疑論者の散歩道』（1747）『盲人書簡』（1749）

常磐津節創始（1747），『仮名手本忠臣蔵』上演（1748）

ポンペイ発掘（1748）

ヒューム『悟性論』（1748）

ビュフォン『博物誌』（1749-1804）

フィールディング『トム ジョウンズ』（1749）

1750

フランクリン，避雷針発明（1750）

イギリス，聖ルカ病院設立（1751），川上不白『七事之書』（1751）

ディドロ『百科全書』（1751-72）『ラモーの甥』（1762）

安藤昌益『自然真営道』（1752），本居宣長『おもひ草』（1752），『京鹿子娘道成寺』初演（1752）

大英博物館設立（1753），バッハE『クラヴィア奏法』（1753）

山脇東洋ら，囚人の屍体解剖を傍観（1754）『臓志』（1759）

アメリカ，英仏植民地戦争（1754-62）

ルソー『人間不平等起源論』（1754）『新エロイーズ』（1761）『エミール』（1762）『社会契約論』（1762）

リスボン大地震（1755），ムノン『宮廷のスペ』（1755）

ヴォルテール『リスボン災厄の詩』（1756）『カンディド』（1759）『哲学辞典』（1763），ハラー『生理学要綱』（1756-66）

賀茂真淵『古事記頭書』（1757）『源氏物語新釈』（1758）

スェーデンボルク『天国と地獄』（1758），ケネー『経済表』（1758）

ウォルフCF『発生論』（1759）

イギリス，ジョージ3世即位（1760），コンティ大公，ブルゴーニュの葡萄畑ロマネ1.8ヘクタールを8万リーブルで買収（1760）

モルガーニ『解剖所見による病気の所在と原因について』（1761），アウエンブルガー，打診法（1761）

ロシア，エカテリーナ2世即位（1762），イルクーツクに日本航海学校（1764）日本語学校（1768）

パリ条約（1763），**カント**『神の存在証明』（1763）『脳病試論』（1764）

永富独嘯庵『漫遊雑記』（1764），多軸紡績機発明（1764），ルイ15世，イエズス会を解散（1764），ヴィンケルマン『古代芸術史』（1764）

アメリカ，ペンシルヴェニア医科大学設立（1765），神聖ローマ帝国，ヨーゼフ2世即位（1765），多紀安元，医学教育機関躋寿館開設（1765，医学館1791），平賀源内『動植鉱物十譜』（1765），ワット，蒸気機関改良（1765），ロンドンでバッハ・アーベル・コンサート（1765），鈴木春信『座敷八景』（1765-70）

メスメル『惑星の影響について』（1766），レッシング『ラオコーン』（1766）

ボワシエ ド ソヴァージュ『医学疾病論』（1768），大英百科辞典（1768），パリに番地制定（1768），フランスの各地に農民暴動（1769）

イギリスに産業革命（1770），クック，オーストラリア探検（1770）

杉田玄白，前野良沢，中川淳庵ら，千住小塚原で囚人の内臓解剖（1771），『妹背山婦女庭訓』初演（1771），ボッケリーニ『弦楽五重奏曲ホ長調』（1771），ウィーンで音楽家協会演奏会（1771），シャルダン『パステルによる自画像』（1771）

ポーランド，1次分割（1772），シェーレ，酸素発見（1772），『明烏夢淡雪』初演（1772），田沼意次，老中就任（1772），新潟に鵜ノ森狂疾院（1772）

クロプシュトック『救世主』（1773）

杉田玄白『解体新書』（1774），ゲーテ『若きウェルテルの悩み』（1774）

1775

アメリカ独立戦争（1775-83）独立宣言（1776），ワシントン大統領就任（1789）

ラヴァテル『人相学断片』（1775），白隠『夜船閑話』（1775），ボーマルシェ『セヴィリアの理髪師』（1775）『フィガロの結婚』（1784），スミス『国富論』（1776），ギボン『ローマ史』（1776），上田秋成『雨月物語』（1776），カレン『臨床医学の基礎』（1776-84）

蕪村『春泥句集序』『春風馬提曲』（1777），フランス，ネッケル財務総督就任（1777），ラヴォアジェ，燃焼理論（1777）刑死（1794），ドランドル，パリで健胃・鎮咳効果をもつチョコレート販売（1777），ラプラース，呼吸の実験（1777）

香月牛山『牛山活套』（1778），ネッケル夫人，パリに慈善病院設立（1778）

レッシング『賢者ナータン』（1779）『人類の教育』（1780），オーストリア，マリー テレジア没（1780），ヨーゼフ2世没（1790），レオポルド2世即位（1790）

日本，天明の大飢饉（1781-88），松平定信老中就任（1787）棄捐令（1789）寛政異学の禁（1790）江戸の銭湯で男女混浴禁（1790），**カント**『純粋理性批判』（1781）『実践理性批判』（1788）『判断力批判』（1790）『実用的見地における人間学』（1798）

ペスタロッチ『ゲルトルード』（1781），ハーシェル，天王星発見（1781）

シラー『群盗』（1781）『オランダ離反史』（1788），**ルソー**『告白』（1781-88）『孤独な散歩者の夢想』（1782）

ハイドン『ロシア四重奏曲』（1781），ライプチッヒでゲバントハウス演奏会（1781）

ラクロ『危険な関係』（1782），シャム，チャクリ王朝（1782），コシャン，パリに救済院設立（1782）

鳥居清長『浅草金竜山十境』（1783），司馬江漢，銅版画製作（1783），カートライト，力織機（1784），『伽羅先代萩』初演（1785），ボーシャン，パリに孤児院設立（1785）

本居宣長『玉くしげ』（1786），朝鮮李朝にキリスト教伝道（1786），モーツァルト『フィガロの結婚』『ピアノ協奏曲23番』（1786）『弦楽五重奏曲3，4番』『ロンドイ短調』（1787）『クラリネット五重奏曲』（1789）『レクイエム』（1791）

バイロイトに精神病治療院（1788），イギリス，ジョージ3世精神障害発病（1788）オーストラリアを植民地（1788）セイロンを植民地（1796），大槻玄沢『蘭学楷梯』（1788）

フランス革命（1789）第1共和制（1792）ルイ16世処刑（1793）

ホワイト『セルボーンの博物誌』（1789），ハーネマン，ホメオパチー提唱（1790）

ブレイク『天国と地獄の結婚』（1790）『経験の歌』（1794）

ゲーテ『植物変態の研究』（1790）『比較解剖学総序説』（1795）『マイスターの修行時代』（1796）『ヘルマンとドロテア』（1797）

ダカン『狂気論考』（1791），ガルヴァーニ，動物電気（1791）

林子平『海国兵談』（1791），喜多川歌麿『婦人相学十躰』（1791-96）

ピネル，ビセートルで精神病患者を解放（1793），キアルジ『精神疾患と分類』（1793）

宇田川玄随『西説内科撰要』（1793），高山彦九郎自殺（1793）

東洲斎写楽『二代目大谷鬼次の奴江戸兵衛』（1794），ダーウィンE『ズーノミア』（1794-96）

ポーランド，分割で滅亡（1795），ジェンナー，種痘（1796），スタール夫人『個人および国民の幸福に及ぼせる文学の影響について』（1796）

ヘルダーリン『ヒュペリオン』（1797）『エンペドクレス』（1798-99）

昌平坂学問所，官学校になる（1797），良寛，五合庵に住む（1797）

ネルソン英艦隊，フランス艦隊に圧勝（1798），ナポレオン，エジプト遠征（1798）霧月18日のクーデター（1799），ワーズワース『抒情詩選』（1798），ノヴァーリス『ザイスの弟子たち』（1798），マルサス『人口論』（1798），ロゼッタ石発見（1799）

1800

シェリング『先験的観念論の体系』(1800)，フィヒテ『人間の使命』(1800)『ドイツ国民に告ぐ』(1807-08)，ノヴァーリス『夜の讃歌』(1800)『青い花』(1802)

スタール夫人『文学について』(1800)『ドイツ論』(1810-13)

高津新地に人形浄瑠璃文楽座 (1800)，新内流し始まる (1800)，ゴヤ『裸体のマハ』『着衣のマハ』(1800-02)『黒い絵』(1823)

紫外線発見 (1801)，**ピネル**『精神病に関する医学・哲学的概論』(1801，2版1809)，ビシャ『一般解剖学』(1801)，シャトーブリアン『アタラ』(1801)『キリスト教の真髄』『ルネ』(1802)，キュヴィエ『比較解剖学講義』(1801-05)『動物界』(1817)，ハイドン『四季』(1801)，カバニス『人間における精神と身体の関係』(1802)，安南（ヴェトナム）統一 (1802)，十返舎一九『東海道中膝栗毛』(1802-09)，ドールトン，原子仮説 (1803)，シラー『メシーナの花嫁』(1803)『ウィリアム テル』(1804)，クーパー，鼠けいヘルニアの外科処置 (1804)，ナポレオン，皇帝就任 (1804) ワーテルローの戦 (1815)

エスキロール『熱情』(1805)，**ガル**『脳構造の学理』(1805)『神経系全般とくに脳の研究』(1808)，華岡青洲，麻酔手術 (1805)，宇田川玄真『和蘭内景医範提綱』(1805)『増補重訂内科撰要』(1822)，神聖ローマ帝国滅亡 (1806)，ベル『表情の解剖学』(1806)『脳の解剖学』(1811)，ベートーヴェン『ピアノ協奏曲4番』『ヴァイオリン協奏曲』(1806)『ピアノソナタ31-32番』(1821-22)『ミサ・ソレムニス』(1823)

香川修庵『一本堂行餘医言』(1807)，ヘーゲル『精神現象学』(1807)，ロンドンにガス灯 (1807)，間宮林蔵，樺太・満州 (1807) 黒竜江探検 (1809)，滝沢馬琴『椿説弓張月』(1807-11)『南総里見八犬伝』(1814)，コルヴィザール『内部疾患を認める新法』(1808)，ゲーテ『ファウスト』(1808-31)『色彩論』(1810)『詩と真実』(1811-31)，ラマルク『動物哲学』(1809)『無脊椎動物誌』(1815-22)，上田秋成『春雨物語』(1809)，式亭三馬『浮世風呂』(1809)，菅茶山『黄葉夕陽村舎詩』(1809-20)

伊能忠敬『量地伝習録』(1810)，**ハスラム**『狂気の説明』(1810)『精神病者の精神的あつかい』(1817)，ハーネマン『合理的治療法』(1810)，ベルリン大学創立 (1810)，スコット『湖上の美人』(1810)『アイヴァンホー』(1819)，フリードリヒ『海辺の僧』(1810)『朝陽のあたる樹』(1822)，フンボルト『南アメリカ旅行記』(1811-26)，オーケン『自然哲学提要』(1811)，**ラッシュ**『精神の病に関する医学的観察と研究』(1812)，鶴屋南北『姿花江戸伊達染』(1812)，高田屋嘉兵衛，カムチャッカに連行 (1812)

テューク『ヨーク隠退所』(1813)，オースティン『高慢と偏見』(1813)『エマ』(1816)，ネパール戦争 (1814-16)，スチブンソン，蒸気機関車 (1814)，清元節創始 (1814)，杉田玄白『蘭学事始』(1815)『耄耋独語』(1816)，フランスに産業革命 (1816)，ロッシーニ『セヴィリアの理髪師』初演 (1816)，バイロン『マンフレッド』(1817)，キーツ『詩集』(1817)

ジェリコー『メデュース号の筏』(1818)，**ハインロート**『狂気の学理』(1818)『精神保健学』(1823)，ジョフロア・サンチレール『解剖哲学』(1818)，ショーペンハウエル『意志および現象としての世界』(1819)，**土田献**『癲癇狂経験篇』(1819)，ラエンネック『間接聴診法』(1819)，グリム『ドイツ文法』(1819-37)

ジョルジェ『狂気について』(1820)，イギリス，ジョージ4世即位 (1820)，中国清，宣宗即位 (1820)，ポルトガル革命，内乱 (1820-34)，ギリシャ独立戦争 (1821-29)，ドクインシー『阿片喫煙者の告白』(1821-22)，ミル『経済学』(1821)，**ベイル**，進行麻痺の脳病理 (1822)，ハイネ『詩集』(1822)，アメリカにモンロー主義 (1823)，シューベルト『水の上にて歌う』(1823)，プーシキン『オネーギン』(1823-32)，フランス，シャルル10世即位 (1824)，第1次ビルマ戦争 (1824-26)

1825

ロシア，ニコライ１世即位（1825），ルイス『肺結核の解剖・病理学研究』（1825），ブイ
ヨー『脳炎の臨床と生理』（1825），ラプラース『天体力学』（1825），『藤娘』初演
（1825），ヘルダーリン『詩集』（1825），ブリヤ・サヴァラン『美味礼讃』（1825），ベート
ーヴェン『弦楽四重奏曲13-15番』（1825-26），**ベイル**『脳疾患論考』（1826），オーデュボ
ン『アメリカの鳥類』（1827-38），ブライト『医学症例報告』（1827），シューベルト『ピ
アノ三重奏曲1-2番』（1827）『ピアノソナタ19-21番』（1828）

ベア『動物発生学』（1828-37），バルザック『人間喜劇』（1829-50）『従妹ベット』
（1846），ベルギー独立（1830），ドラクロア『民衆を導く自由の女神』（1830），ライエル
『地質学原理』（1830-33），スタンダール『赤と黒』（1830）『パルムの僧院』（1839），ベル
リオーズ『幻想交響曲』（1830），エッカーマン『ゲーテとの対話』（1830），ショパン『ピ
アノ協奏曲１番』（1830）『24の前奏曲集』（1839）

葛飾北斎『富嶽三十六景』（1831），ベッリーニ『ノルマ』初演（1831）

コリガン，大動脈弁不全（1832），小石川養生所改革（1832），鼠小僧刑死（1832）

ベル『手』（1833），ミューラー『人体生理学提要』（1833-40），歌川広重『東海道五拾三
次』（1833）『江戸近郊名所』（1838）

リットン『ポンペイ最後の日』（1834），カレーム『19世紀フランスの料理法』（1834）

プリチャード『狂気とその他精神を侵す障害概論』（1835），**イデラー**『精神医学綱要』
（1835），ゴーゴリ『タラス ブリバ』（1835）『死せる魂』（1842），井伊直亮，大老就任
（1835），ドニゼッティ『ランメルモールのルチア』初演（1835），アンデルセン『即興詩
人』（1835）『絵のない絵本』（1840），シューマン『交響的練習曲』（1835）『幻想曲』
（1839）『ピアノ四重奏曲』『ピアノ五重奏曲』（1842），フーフェランド『医戒』（1836），
ホジキン『漿膜と粘膜の病理』（1836-37），エマソン『自然論』（1836），イギリス，ヴィ
クトリア女王即位（1837）精神病院法（1842）精神病者法（1845），為永春水『春告鳥』
（1837），フランス，精神障害者法（1838），**エスキロール**『医学・衛生学・司法医学的見
地から考察した精神病』（1838），クグール，写真術発明（1838），緒方洪庵，適塾開校
（1838），シュライデン『植物発生論』（1838）

シュワン『顕微鏡的研究』（1839），コント『実証哲学講義』（1839），メンデルスゾーン
『ピアノ三重奏曲１番』（1839）『ヴァイオリン協奏曲』（1844）

阿片戦争（1840-42），プロシャ，フリードリッヒ・ウィルヘルム４世即位（1840），ツェ
ーラー，単一精神病論（1840），鉄塔山天上寺に山本救護所設立（1840），フォイエルバッ
ハ『キリスト教の本質』（1841），デュマ『モンテクリスト伯』（1841-45）『三銃士』
（1844）

イレナウ精神病院設立（1842），ウィーン・フィルハーモニー結成（1842），**バイヤルジェ**
精神幻覚（1842）「医学心理学誌」創刊（1942）自動症（1845）医学心理学会（1852）

スペイン戦争（1843），**ブレイド**，神経睡眠学（1843），ターナー『雨，蒸気，速度』
（1843），キルケゴール『あれかこれか』（1843）『死にいたる病』（1849），ディケンズ『ク
リスマス・キャロル』（1843），ウィーガン『２つの脳』（1844）

グリージンガー『精神病の病理と治療』（1845，２版1861，仏訳1865，英訳1882），**モロー
ド トゥール**『ハシッシュと精神病について』（1845），マルクス『ドイツ イデオロギー』
（1845），ポー『黒猫』（1845），メリメ『カルメン』（1845），フンボルト『宇宙』（1845-
62）

ツルゲーネフ『猟人日記』（1847），ブロンテC『ジェーン・エア』（1847），ブロンテEJ
『嵐が丘』（1847），マルクスとエンゲルス『共産党宣言』（1848），デュマ・フィス『椿姫』
（1848），ワグナー『ローエングリン』（1848），アジソン，副腎による黒皮症（1849）

1850

今泉玄祐『療治夜話』（1850），ホーソーン『緋文字』（1850），シューマン『チェロ協奏曲』（1850），ロンドン万国博（1851）地下鉄（1863），メルヴィル『白鯨』（1851），フランス，ナポレオン3世第2帝政（1852），**ラゼーグ**，被害妄想病（1852）ヒステリー性無食欲症（1873），**ギスラン**『精神病についての臨床講義』（1852，独訳1854），ヴェルディ『ラ トラヴィアータ』初演（1853），日本，ペリー浦賀に来航（1853）日米和親条約（1854）米・蘭・露・英・仏と修好通商条約（1858），**バイヤルジェ**，二相狂気（1854），**ファルレ**，循環狂気（1854）『心的疾患と保護院』（1864），クリミア戦争（1854-56），ナイチンゲール活躍，スペンサー『心理学原論』（1854）『第一原理』（1867），ロシア，アレクサンドル2世即位（1855），ホイットマン『草の根』（1855），**コノリー**『物理的拘束をしない精神病者治療』（1856），吉田松陰，松下村塾（1856），ヘルムホルツ『生理光学提要』（1856-66）『音響感覚の理論』（1862），ボードレール『悪の華』（1857）『パリの憂鬱』（1869），フロベール『ボヴァリー夫人』（1857），**モレル**『人類の身体的・知的・精神的変質に関する概論』（1857）『心的疾患概論』（1860），井伊直弼，大老就任（1858），フランスのルルドに霊泉（1858），フィルヒョー『細胞病理学』（1858），ノイマン『精神医学教科書』（1859），**ブリケ**『ヒステリーの臨床・治療概論』（1859），**ダーウィン**『種の起源』（1859）『人間の由来および自然選択』（1871）『人間と動物の表情』（1872），**マルセ**『心気デリール』（1860），『三人吉三廓初買』初演（1860），長崎養生所（1860，精得館1865，長崎医学校1868），南北戦争（1861-65），リンカーン，奴隷廃止（1863）暗殺（1865），パストゥール，自然発生説の検討（1861）低温殺菌法（1866），**ブローカ**，アフェミー（運動失語）（1861），ブラームス『ピアノ四重奏曲1，2番』（1861），プロシャ，ビスマルク宰相就任（1862），ユゴー『レ ミゼラブル』（1862），デュナン『ソルフェリノの思い出』（1862），国際赤十字社設立（1863），救世軍設立（1865），**カールバウム**『精神病の群化と精神障害の分類』（1863）『緊張病』（1874），ハクスリ『自然界における人間の位置』（1863），マネ『オランピア』（1863），**リエボー**『睡眠と類似状態について』（1864），コロー『モルトフォンティーヌの思い出』（1864），メンデル「植物雑種に関する実験」（1865），キャロル『不思議の国のアリス』（1865），トルストイ『戦争と平和』（1865），**ベルナール**『実験医学序説』（1865）『動植物に共通の生命現象』（1878-79），ドストエフスキー『罪と罰』（1866），ヘッケル『一般形態学』（1866）『自然創造史』（1868），サンタンヌ病院開設（1867），ラヴァター『観相学』（1867），**モーズリー**『精神の生理・病理学』（1867），**シャルコー**『老年病学講義』（1867）『神経病講義』（1872），明治維新（1868），福沢諭吉，慶應義塾創設（1868）『学問のすすめ』（1872），東京に医学所復活（1868，東京医学校1874，東大医学部1877），フランス，王政復古（1868），パリ コミューン成立（1871），**ガル**『ヒステリー性アペプシア』（1868），ヘッケル『自然創造史』（1868），**グリージンガー**「精神医学と脳病」誌創刊（1868），**ゴールトン**『遺伝的天才』（1869），シャルコーとジョフロア，筋萎縮性側索硬化症（1869），**ベアード**『神経衰弱あるいは神経消耗』（1869），大阪，鹿児島に医学校（1869），普仏戦争（1870）ドイツ帝国成立（1871），金沢，岡山に医学館，新潟に共立病院（1870）後の医学部，**ヘッカー**『破瓜病』（1871），熊本に医学所，横浜に共立病院（1871）後の医学部，京都府療病院，癲狂院を設置（1871），**ハンチントン**，特異な遺伝性舞踏病（1872），ニーチェ『悲劇の誕生』（1872），東京に教育所開設，癲狂室を設置（1872）後の東京市養育院，ヴェルヌ『80日間世界一周』（1872），ドーデ『アルルの女』（1872），**ゴルジ**，神経細胞の染色法（1873），公立大阪病院（1873）後の医大，名古屋に病院・医学所，順天堂医院，慶應義塾医学所（1873）後の医学部，ランボー『地獄の季節』（1873），**ヴント**『生理学的心理学綱要』（1873-74），**ウェルニッケ**，感覚失語，伝導失語（1874），千葉に共立病院（1874）後の医学部

1875

京都癲狂院（1875），パストゥール，発酵の研究（1875）狂犬病ワクチン（1885），**クラフト・エビング**『司法精神病理学』（1876）『精神医学教科書』（1879）『性的精神病質』（1886），**ロンブローゾ**『犯罪人』（1876）『天才論』（1894），**神戸文哉**『精神病約説』（1876），ロダン『青銅時代』（1876），マークトウェーン『トム ソーヤの冒険』（1876），マラルメ『牧神の午後』（1876），ドストエフスキー『カラマーゾフの兄弟』（1876-80），ワグナー『ニーベルングの指輪』初演（1876），**ミッチェル**『脂肪と血液』（1877），**ウェストファル**，強迫神経症（1877），**ラゼーグとファルレ J**，二人組精神病（1877），シューレ『精神疾患の臨床提要』（1878），加藤瘋癲病院（1878-98），イプセン『人形の家』（1879），ファーブル『昆虫記』（1879-1907），ジェリノー，ナルコレプシー（1880），**コタール**，不安メランコリーの心気妄想（1880），ゾラ『ナナ』（1880），コッローデ『ピノキオの冒険』（1880），黙阿弥『天衣紛上野初花』（1881），**リボ**『記憶の病』（1881）『感情の心理学』（1896），**ウェルニッケ**『脳疾患教科書』（1881-83）『精神医学概論』（1896），コッホ，結核菌発見（1882），ベルリン・フィルハーモニー結成（1882），**ディルタイ**『精神科学序説』（1883），クラウストン『臨床講義』（1883），**クレペリン**『精神医学』（初版1883，2版1887，3版1889，4版1893，5版1896，6版1899，英訳1990），ニーチェ『ツァラトゥストラ』（1883-85），モーパッサン『女の一生』（1883），リラダン『残酷物語』（1883），ブルックナー『交響曲7番』（1883），エンゲルス『空想から科学へ』（1883），京都に岩倉癲狂院（1884），三遊亭円朝『牡丹灯篭』（1884），**マイネルト**『精神医学』（1884）アメンチア（1890），ニッスル，染色法（1884），**カールバウム**，類破瓜病（1884），セザンヌ，サント ヴィクトワール山連作（1884-90），ブラームス『交響曲4番』（1884-85）『6つのピアノ曲』（1893），**トゥレット**，特異なチック症候群（1885），エビングハウス『記憶について』（1885），スーラ『グランドジャットの日曜日』（1885），**ゴルジ**『中枢神経系の微細解剖学的研究』（1885-86），ガワス『神経系疾患マニュアル』（1886），**ベルネーム**『暗示とその治療への応用について』（1886），マッハ『感覚の分析』（1886），**榊俶**，帝国大学医科大学で精神病学講義（1886），相馬事件（1886），江口襄『精神病学』（1886），スチブンソン『ジキルとハイド』（1886），フランク『ヴァイオリンソナタ』（1886），ビネ『推論の心理学』（1886）「心理学年報」誌創刊（1893），**コルサコフ**，アルコール症の精神神経症状（1887），**ワグナー ヤウレック**『精神病における熱性疾患の影響』（1887），二葉亭四迷『浮雲』（1887），コッホ J『精神病質低格』（1888），ストリンドベリ『令嬢ジュリー』（1888），アンソール『キリストのブリュッセル入城』（1888），パリ万国博，エッフェル塔建設（1889），**ジャネ**『心理自動症』（1889），クラマー，精神病患者の筋感幻覚（1889），ベルクソン『意識の直接与件に関する試論』（1889）『物質と記憶』（1896），ゴッホ，サンレミー療養院入院（1889）自殺（1890），第1回日本医学会（1890），リッサウア，精神盲（1890），デルブリュック『空想虚言』（1891），ムンク『メランコリー』（1891），メビウス『疾患の分類について』（1892），**ピック**，老年性脳萎縮と失語症（1892），**シャラン**『原発性精神錯乱』（1892），**マニャン**『体系的経過をとる慢性妄想病』（1892），**テュークDら**『心理学的医学事典』（1892），シカゴ万国博（1893），ルーヴル美術館開館（1893），井上圓了『妖怪学講義』（1893-94），ルミエール兄弟，パリでシネマトグラフ上映（1895），南方熊楠『極東の星座』（1893），**呉秀三**『精神病学集要』（1894-95），ショーソン『詩曲』（1896），日清戦争（1894-95），**フロイトとブロイアー**，ヒステリー研究（1895），**セグラ**『臨床講義』（1895），内村鑑三『余は如何にして基督信徒となりし乎』（1895），デュルケーム『自殺論』（1897），**ババンスキー**，足底皮膚反射（1896），**パヴロフ**『主要消化腺のはたらきについての講義』（1897），**ガンザー**，ヒステリー性もうろう状態（1898），アントン，皮質盲の否認（1899），シェーンベルク『浄夜』（1899）

1900

フロイト『夢判断』（1900）『性欲論』（1905）症例シュレーバー（1911）『トーテムとタブー』（1912）『悲哀とメランコリー』『精神分析入門』（1917）『快原理の彼岸』（1920）『自我とエス』（1923），パリ万国博，メトロ開通，アール・ヌーヴォー様式（1900），ノーベル賞第1回（1900），精神病者監護法（1900），高峰譲吉と上中啓三，アドレナリン精製（1900），リープマン『失行症（運動性失象徴）』（1900），フッサール『論理学研究』（1900-01），ロックフェラー研究所設立（1900），財団設立（1913），プッチーニ『トスカ』初演（1900），泉鏡花『高野聖』（1900），ババンスキー，ピチアティスム（1901），ベルツ，情動麻痺（1901），ジェームス『宗教的経験の諸相』（1901-02），ド　フリース『突然変異説』（1901-03），マーラー『交響曲5番』（1901-02），正岡子規『仰臥漫録』（1901），与謝野晶子『みだれ髪』（1901），呉秀三ら，日本神経学会設立（1902）（会誌「神経学雑誌」，日本精神神経学会1935，会誌「精神神経学雑誌」），16専門学会による連合医学会（1902），精神病者慈善救治会（1902），門脇眞枝『狐憑病新論』『精神病看護学』（1902），ゴーリキー『どん底』（1902），トレルチ『キリスト教の絶対性と宗教史』（1902，2版1912），ライト兄弟，動力飛行（1903），シュレーバー『ある神経病者の回想録』（1903），チェーホフ『桜の園』（1903），ジャネ『強迫観念と精神衰弱』（1903）『神経症』（1909）『心理緊張について』（1920）『心理学的医学』（1923），ディーム『単純痴呆』（1903），ビネ『知能の実験的研究』（1903），ビネとシモン，児童用知能検査法（1905），バレ編『精神病理提要』（1903）慢性幻覚精神病（1911-13），岡倉天心『東洋の理想』（1903），ハーン『怪談』（1903），クレペリン『精神医学』（7版1904，8版1909-15，邦訳1986-94）『精神医学百年史』（1918）『精神病の現象形態を報告』（1920），エリオット，アドレナリンの作用（1904），カハール『人および脊椎動物の神経系組織学』（1904）『神経系の変性と再生』（1913），アインシュタイン，特殊相対性理論（1905）一般相対性理論（1915），ウェーバー『プロテスタンティズムの倫理と資本主義の精神』（1905），モナコフ『大脳病理学』（1905），ヘッセ『車輪の下』（1905），荒木蒼太郎『精神病理氷釋』（1906），石田昇『新撰精神病学』（1906，9版1922），呉秀三『病的心理学』（1906），プランク『熱輻射論講義』（1906），シェリントン『神経系の統合作用』（1906），ワッセルマンら，梅毒血清反応（1906），夏目漱石『草枕』（1906），アルツハイマー，大脳皮質の認知症疾患（1907），アドラー『器官劣等性の研究』（1907）個人心理学会設立（1911）『現代人の心理構造』（1919），モーズリー，ロンドンに精神科病院設立（1907），ベルクソン『創造的進化』（1907），ユング『早発痴呆の心理』（1907）『リビドーの変遷と象徴』（1912），三宅鑛一と松本高三郎『精神病診断及治療学』（1908），ヘラー，幼年痴呆（1908），クビーン『対極』（1908），ユクスキュル『動物の世界と内的世界』（1909），ドリーシュ『生物哲学』（1909），ブロードマン『大脳皮質の局在論』（1909），バーリント，特異な視空間障害（1909），セリューとカプグラ，解釈妄想病（1909），北原白秋『邪宗門』（1909），ヴェーベルン『弦楽四重奏のための5楽章』（1909），ルーセル『アフリカの印象』（1909），メーテルリンク『青い鳥』（1909），ジイド『狭き門』（1909），ポルトガル革命（1910），アブラハム，ベルリン精神分析学会設立（1910），国際精神分析学会設立（1910），ボンヘファー『急性感染症と内科疾患による症状精神病』（1910），オスラー『癒す信仰』（1910），石川貞吉『精神療法学』（1910），鈴木梅太郎，ビタミンB_1精製（1910），デュプレ，空想妄想病（1910），レヴィ・ブリュル『未開社会の思惟』（1910），クラーゲス『筆跡学の諸問題』（1910），ゾンマー，遅発緊張病（1910），ガウプ，頓挫パラノイア（1910）教頭ワグナー症例（1920），リルケ『マルテの手記』（1910），柳田國男『遠野物語』（1910），ブロイラー『早発痴呆または統合失調症群』（1911）『精神医学教科書』（1916）『自閉的思考』（1919）『心の自然史とその意識化』（1921），西田幾多郎『善の研究』（1911），ホッヘ，精神障害における症候群（1912），シャラン，不統一精神病暫定群『精神科臨床の症候学

要素』(1912)，ウィルソン，進行性レンズ核変性 (1912)，シェーラー『道徳の構造における ル サンチマン』(1912)『倫理学における形式主義と実質的価値倫理学』(1913-16)『人間における永遠なもの』(1921)，カンディンスキー『芸術における精神的なもの』(1912)，ロラン『ジャン クリストフ』(1912)，石川啄木『悲しき玩具』(1912)，トラークル『夢のなかのセバスティアン』(1912-4)，ヤスパース『精神病理学総論』(1913, 6版1953，仏訳1928，西訳1951，邦訳1953-56，英訳1962)『ストリンドベルクとファン・ゴッホ』(1922)，野口英世，進行麻痺脳にスピロヘータ発見 (1913)，マイヤー，精神障害の包括医療構想 (1913)，ビューラー『ゲシュタルト知覚』(1913)，ストラヴィンスキー『春の祭典』(1913)，斎藤茂吉『赤光』(1913)，プルースト『失われた時を求めて』(1913-27)，クライスト，退行期パラノイア (1913) 自生変質精神病 (1921)，シュワイツァー『イエスの精神医学的考察』(1913)，第1次世界大戦 (1914-18)，ガウディ『グエル公園』(1914)，キャノン『痛み，飢え，恐怖，怒りにおける身体変化』(1915)，芥川龍之介『羅生門』(1915)，ポーランド独立 (1916)，アイルランド独立 (1916)，大日本医師会 (1916)，リュディン『早発痴呆の遺伝と発生』(1916)，ソシュール『一般言語学講義』(1916)，森鷗外『渋江抽斎』(1916)，ドビュッシー『ヴァイオリンソナタ』(1916-17)，ロシア二月革命，十月革命 (1917) ソヴィエト連邦成立 (1922)，ワグナー ヤウレック，進行麻痺にマラリア熱療法 (1917)，ミュンヘンにドイツ精神医学研究所設立 (1917, マックス・プランク協会1924)，ヴァレリー『若きパルク』(1917)，オットー『聖なるもの』(1917)，ゴルトシュタイン『超皮質性失語論』(1917)，クレッチマー『敏感関係妄想』(1918) 多元診断 (1919)『体格と性格』(1921)『医学的心理学』(1922)『ヒステリーの心理』(1923)，アメリカにリハビリテーション概念 (1918)，呉秀三と樫田五郎『精神病者私宅監置ノ実況及ビ其統計的観察』(1918)，今村新吉『喜劇と妄想』(1918)，ジンメル『生の直観』(1918)，シュペングラー『西洋の没落』(1918-22)，東京府巣鴨病院を東京府立松沢病院と改称移転 (1919)，ダンディ，脳室撮影法 (1919)，バルト『ローマ書』(1919, 2版1922)，ホイジンガ『中世の秋』(1919)，ワイマールにバウハウス設立 (1919)，グリフィス『イントレランス』(1919)，タウスク，統合失調症の自我境界 (1919)，和辻哲郎『古寺巡礼』(1919)，モーム『月と6ペンス』(1919)，シュナイダー『純粋精神医学，症状精神医学，神経学』(1919) 感情生活の成層性 (1920)『精神病質人格』(1923)，シュレーダー『変質精神病』(1920)，クレランボー，精神自動症 (1920) 熱情精神病 (1921)，クロイツフェルト『中枢神経系の特異疾患』(1920)，ヤコプ『痙性仮性硬化症』(1921)，ヴェルトハイマー『ゲシュタルト心理学研究』(1921-27)，ロールシャッハ『精神診断学－知覚診断的実験の方法と結果』(1921)，ウィットゲンシュタイン『論理哲学論考』(1921)，フォーレ『ピアノ五重奏曲』(1921)，魯迅『阿Q正伝』(1921)，志賀直哉『暗夜行路』(1921-22)，ディッドとギロー『臨床医の精神医学』(1922)，下田光造と杉田直樹『最新精神病学』(1922)，内田勇三郎，内田・クレペリン精神作業検査法 (1922)，ジョイス『ユリシーズ』(1922)，エリオット『荒地』(1922)，プリンツホルン『精神を病む人々の芸術』(1922)，ライト『帝国ホテル』(1922)，マルタン デュガール『チボー家の人々』(1922-40)，関東大震災 (1923)，丸井清泰『パラノイアの精神分析』(1923)，カプグラら，瓜二つの錯覚 (1923)，ビルンバウム『精神病の構成』(1923)，呉秀三編『医学聖堂叢書』(1923)，シルダー『身体図式』(1923)，クライン『幼児分析』(1923)，ブーバー『汝と我』(1923)，オルテガ『現代の課題』(1923)，シェーンベルク『5つのピアノ曲』(1923)，マイア・グロス，夢幻様体験型 (1924)，クロード，類統合失調症 (1924)，ランク，不安の出産外傷説 (1924)，ゲルストマン，手指失認 (1924)，二木謙三ら，流行性脳膜脳炎 (1924)，加藤元一，神経不減衰伝導説 (1924)，カッシラー『シンボル形式の哲学』(1923-29)，ラヴェル『ツィガーヌ』(1924)，マン『魔の山』(1924)，ラディゲ『ドルジェ伯の舞踏会』(1924)，ブルトン『シュールレアリスム宣言』(1924)，フォスター『インドへの道』(1924)，ドイツ，ヒトラー総統兼首相就任 (1924)

1925

ワトソン『行動主義』(1925), クライネ, 反復性過眠症 (1925), パリ現代装飾・工業美術展, アール・デコ様式 (1925), メニンガー, クリニック開設 (1925)『人間の心』(1930)『おのれに背くもの』(1938) トピカ精神分析研究所開設 (1942), ヒトラー『わが闘争』(1925-27), カフカ『審判』(1925), ウルフ『ダロウェイ夫人』(1925), エイゼンシュテイン『戦艦ポチョムキン』(1925), フロイト『制止, 症状, 不安』(1926) イギリスに亡命 (1938)『モーゼと一神教』(1939), パヴロフ『条件反射学』(1926), ジャネ『不安から亡我へ』(1926-28)『人格の心理学的発達』(1929), ベルク『叙情組曲』(1926), モーガン, 遺伝子説 (1926), 大成潔とシュパッツ, ピックの限局性大脳萎縮説への解剖学寄与 (1926), レヴィ・ヴァレンシー『精神医学提要』(1926), ジーモン, 精神科病院における賦活療法 (1927), モニス, 脳血管撮影法 (1927) 精神医学治療における外科的試み (1936), ハイデガー『存在と時間』(1927), 矢代幸雄『受胎告知』(1927), ブリッジマン, 操作 (1927), ベンジャミン『パッサージュ論』(1927-40), マルセル『形而上学的日記』(1927), ミンコフスキー『統合失調症』(1927)『生きられる時間』(1933), ベーリンガー『メスカリン酩酊』(1927), シュナイダー『異常体験反応』(1927)『宗教精神病理学入門』(1928)『精神病理学序説』(1934)『感情と欲動の異常心理学』(1935)『臨床精神病理学』(1946, 13版1986, 邦訳1957, 英訳1959, 仏訳1957, 伊訳1954, 西訳1951, 葡訳1970, 希訳1962), 日本医学史学会設立 (1927, 会誌「日本医学史雑誌」1941), フレミング, ペニシリン発見 (1928), シェーラー『宇宙における人間の地位』(1928), 森田正馬『神経質ノ本態及療法』(1928), ルクセンブルガー『精神病の双生児研究』(1928), ブムケ編『精神医学全書』(1928-39), 「神経医」誌創刊 (1928), ランゲ, 引越しうつ病 (1928), ロレンス『チャタレー夫人の恋人』(1928), ブレヒト『三文オペラ』(1928), ショローホフ『静かなるドン』(1928-40), 島崎藤村『夜明け前』(1928-35), クレッチマー『天才の心理学』(1929) 失外套症候群 (1940)『精神療法』(1949), アレキサンダー, シカゴ精神分析研究所設立 (1929)「心身医学」誌創刊 (1939), エコノモ『嗜眠性脳炎-後遺症と治療』(1929), ケーラー『ゲシュタルト心理学』(1929), ベルガー, ヒトの脳波 (1929), ビンスワンガー『夢と実存』(1930)『統合失調症』(1944-53)『現象学的人間学』(1947), 九鬼周造『「いき」の構造』(1930), チャップリン『街の灯』(1931), ホールデン『生物学の哲学的基礎』(1931), センとボーズ, ロウウォルフィア・セルペンチナの薬効 (1931), 山崎佐『精神病者処遇考』(1931-32), 三宅鑛一『精神病学提要』(1932), 古沢平作『罪悪意識の二種』(1932), 下田光造, 執着気質 (1932), シュルツ『自律訓練法』(1932), レルミット, 中脳幻覚症 (1932), キャノン『からだの知恵』(1932), ラカン『パラノイア精神病』(1932) 鏡像段階論 (1936), ベルクソン『道徳と宗教の二源泉』(1932), クライン『児童の精神分析』(1932), ナチス, 遺伝病質をもつ後世代の予防法 (1933), ザーケル, インスリンショック療法 (1933), ライヒ『性格分析』(1933), カサニン, 急性統合失調感情精神病 (1933), エー『幻覚と妄想』(1934)『神経精神医学における力動概念へのジャクソンの原理の応用』(1936)『精神医学研究』(1948-54), クライスト『大脳病理学』(1934), ラガッシュ『言語幻覚と言葉』(1934), ゴルトシュタイン『生体の機能』(1934), レイリー, 過剰刺激症候群 (1934), セリエ, 汎適応症候群 (1936), ユクスキュル『動物と人間の環境世界への散歩』(1934), ポッパー『科学的発見の論理』(1934), トインビー『歴史の研究』(1934-61), 三浦謹之助ら, 日仏医科会設立 (1935, 日仏医学会1982, 会誌「日仏医学」), マレーら, 絵画統覚法テスト (1935), メドゥナ, カルジアゾルショック療法 (1935), ビンダー, アルコール酩酊状態 (1935), AA発足 (1935), 和辻哲郎『風土』(1935), ダンバー『情動と身体変化』(1936), コフカ『ゲシュタルト心理学の原理』(1935), レヴィン『トポロジー心理学の原理』(1936), フッサール『ヨーロッパ諸学の危機と超越論的現象学』(1936), 植松七九郎

『精神病学講義』(1936)，オパーリン『地球上での生命の起源』(1936)，ライト『落水荘』(1936)，伊丹万作『赤西蠣太』(1936)，ピカソ『ゲルニカ』(1937)，毛沢東『実践論』(1937)，トロツキー『裏切られた革命』(1937)，ラングフェルト，統合失調型精神病(1937)，フロイトA『自我と防衛機制』(1937)，ルオー『老いた王』(1937)，永井荷風『濹東綺譚』(1937)，川端康成『雪国』(1937)，山中貞雄『人情紙風船』(1937)，クローニン『城砦』(1937)，バルトーク『弦楽器と打楽器とチェレスタのための音楽』(1937)，シュヴィング『精神病者の魂への道』(1937-38)，厚生省設置(1938)，ルノワール『大いなる幻影』(1938)，村上華岳『太子樹下禅那之図』(1938)，**エクボム**，初老期皮膚寄生虫妄想(1938)，**チェルレティ**，通電療法(1938)，ベンダー，ゲシュタルトテスト(1938)，**スキナー**『有機体の行動』(1938)，高良武久『神経質ノ問題』(1938)，サルトル『嘔吐』(1938)，**内村祐之**ら『あいぬノいむニ就イテ』(1938)，クリューヴァーとビューシー，特異な側頭症症候群(1939)，**ホーナイ**『精神分析の新しい道』(1939)，**ウェクスラー**，成人用知能検査(1939)，フランク，投影法(1939)，デュヴィヴィエ『旅路の果て』(1939)，三木清『構想力の論理』(1939-46)，カイロア『人間と聖なるもの』(1939)，折口信夫『死者の書』(1939)，今西錦司『生物の世界』(1940)，**ワイツゼッカー**『ゲシュタルトクライス』(1940)，ウィルマンス『統合失調症前駆期の殺人』(1940)，ヴュルシュ，単純型統合失調症(1940)，メシアン『世の終りのための四重奏曲』(1940)，ハザウェイら，ミネソタ多面人格目録(1940)，シェルドン『人間の体型』(1940)，**フロム**『自由からの逃走』(1941)，ランゲ・アイヒバウム『天才』(1941)，ワロン『子どもの精神的発達』(1941)，ジルボーグ『医学的心理学史』(1941)，医療保護法(1941)，国民医療法(1942)，**リュムケ**，統合失調症のプレコクス感(1941)，ケアンズら，無言無動症(1941)，クラインフェルター，特異な男子性腺発育不全症候群(1942)，**満田久敏**，統合失調症の遺伝研究(1942)，**ドレー**『記憶の解体』(1942)，フォクト夫妻『正常と病的条件下の形態像』(1942)，**ロジャース**『カウンセリングと精神療法』(1942)，カミュ『異邦人』(1942)，ヴェーユ『神を待ちのぞむ』(1942)，**奥田三郎**，統合失調症の欠陥像(1942)，ブロイラーM『遅発統合失調症』(1943)，精神病者救治会，日本精神病院協会，日本精神衛生会を統合し精神厚生会(1943)，日本医師会設立(1943)，薬事法(1943)，**井村恒郎**『語義失語』(1943)，**カナー**，早期幼児自閉症(1943)，谷崎潤一郎『細雪』(1943-47)，鈴木大拙『日本的霊性』(1944)，**アスペルガー**，小児の自閉的精神病質(1944)，ボルヘス『伝奇集』(1944)，**サリヴァン**『現代精神医学の概念』(1945)，フェニケル『神経症の精神分析理論』(1945)，テムキン『てんかんの歴史』(1945)，シュレディンガー『生命とは何か』(1945)，メルロー・ポンティ『知覚の現象学』(1945)，カルネ『天井桟敷の人々』(1945)，医師国家試験，インターン制度(1946)，ラパポート『診断的心理検査法』(1946)，カールマン『双生児家系研究』(1946)，小林秀雄『無常といふ事』(1946)『モオツァルト』(1953)，ベネディクト『菊と刀』(1946)，**フランクル**『夜と霧』(1947)，**ヤスパース**『預言者エゼキエル』(1947)，ボス『性的倒錯』(1947)，**ソンディ**『実験衝動診断法』(1947)，ピアジェ『知能の心理学』(1947)，エイドリアン『知覚の物質的基盤』(1947)，キャメロン，精神科治療としてのデイケア(1947)，太宰治『斜陽』(1947)，西脇順三郎『旅人かへらず』(1947)，會津八一『寒燈集』(1947)，麻薬取締法，大麻取締法，優生保護法，医師法，医療法(1948)，**フロム・ライヒマン**，統合失調症をつくる母(1948)，**WHO**，ICD-6(1948)，世界精神衛生連盟国際会議(1948)，**ユング**『精神の象徴』(1948)，ウィナー『サイバネティクス』(1948)，**ルリア**『戦傷後の脳機能回復』(1948)，日本精神病院協会設立(82病院)(1949)，身体障害者福祉法(1949)，**西丸四方**『精神医学入門』(1949, 22版1988)，ケード，リチウムの抗精神病作用(1949)，ホックとポラティン，偽神経症性統合失調症(1949)，ミード『男性と女性』(1949)，ボーヴォワール『第二の性』(1949)，マティス『ヴァンスの礼拝堂』(1949)，リード『第3の男』(1949)，ヌヴー，パリで最後の演奏会(1949)

1950

精神衛生法（1950），第1回世界精神医学会（1950），ゼーリッヒ『犯罪学』（1950），ギロー『一般精神医学』（1950），**アレキサンダー**『心身医学』（1950），セシュエ『分裂病の少女の手記』（1950），リパッティ，ブザンソンで最後の演奏会（1950），マンズー『サンピエトロ寺院扉』（1950-64），日本，WHO加盟（1951），覚醒剤取締法（1951），エシャー，ミュンヒハウゼン症候群（1951），**ラボリ**，人工冬眠法（1951），マルセル『存在の神秘』（1951），シュルテ，荷おろしうつ病（1951），エリアーデ『シャーマニズム』（1951），**ユング**『アイオーン』（1951），**村上仁**『異常心理学』（1951），大岡昇平『野火』（1951），サリンジャー『ライ麦畑でつかまえて』（1951），**ドレー**，クロルプロマジンの抗精神病効果（1952），**ボウルビー**『母性ケアと精神保健』（1952），**アメリカ精神医学会，DSM-Ⅰ**（1952）DSM-Ⅱ（1968），国立精神衛生研究所設立（1952，改組1986，小平に移転2005），ピアジェ『発生的認識論序説』（1952），クリス『芸術の精神分析』（1952），コッホ，バウムテスト（1952），**フランクル**『死と愛』（1952），ベケット『ゴドーを待ちながら』（1952），クレマン『禁じられた遊び』（1952），**マトゥセック**，妄想知覚（1952-53），**モレノ**『生き残るのは誰か』（1952），ビュルガー・プリンツ，根こぎうつ病（1952），モロネイ，マタニティ ブルーズ（1952），日本精神衛生連盟設立（1953），麻薬取締法（1953），水俣病患者発生（1953），ハキム，レセルピンの抗精神病効果（1953），ナイト，境界状態（1953），フェダーン『自我心理学と精神病』（1953），クリチュリー『頭頂葉』（1953），**ワトソンとクリック**，DNAの分子構造（1953），キンゼイ『キンゼイ報告女性篇』（1953），ボス『夢』（1953），リゲティ『無伴奏チェロソナタ』（1953），小津安二郎『東京物語』（1953），ペロー『オーギー マーチの冒険』（1953），バラガン『トゥラルパンの礼拝堂』（1953-60），フェアベーン『人格の対象関係論』（1954），モサンジェ，侵襲学（1954），ガストー『てんかん』（1954），ゲープザッテル『医療人間学序説』（1954），**マイア・グロス**ら『臨床精神医学』（1954），フェリーニ『道』（1954），黒澤明『七人の侍』（1954），**古沢平作**ら，日本精神分析学会設立（1955，会誌「精神分析研究」），**ロス**，遅発パラフレニー（1955），クランツ『妄想主題と時代変遷』（1955），デメント，統合失調症患者の眼球運動（1955），アリエッティ『統合失調症の心理』（1955），グルーレ『精神鑑定の技術』（1955），**テイヤール ド シャルダン**『現象としての人間』（1955），レヴィ・ストロース『悲しき熱帯』（1955），ナボコフ『ロリータ』（1955），ル コルビュジエ『ロンシャン礼拝堂』（1955），スタール『かもめ』（1955），成瀬巳喜男『浮雲』（1955），沖中重雄ら，内科神経同好会設立（1956，日本神経学会1963，会誌「臨床神経学」），**ヴィーク**，通過症候群（1956），立津政順ら，覚醒剤中毒（1956），**セリエ**『現代生活とストレス』（1956），病院精神医学懇話会設立（1957，病院精神医学会，会誌「病院精神医学」），イタイイタイ病発生（1957），ガジュセクら，ニューギニアの中枢神経変性疾患（1957），**クライン**『羨望と感謝』（1957），スコヴィルら，海馬の近時記憶（1957），ツット『まなざしと声』（1957），レオンハルト『内因精神病の分類』（1957），クーン，イミプラミンの抗うつ効果（1957），武満徹『弦楽のためのレクイエム』（1957），**フーバー**，体感異常型統合失調症（1957）純粋欠陥（1966），日本精神科看護協会設立（1958），児童精神医学懇話会設立（1958，日本児童精神医学会，会誌「児童精神医学とその近接領域」），**コンラート**『分裂病のはじまり』（1958），ウィン，偽相互性（1958），**ウォルピ**『逆制止による心理療法』（1958），クラール，仮面うつ病（1958），ユルスナール『ハドリアヌス帝の回想』（1958），**ティリッヒ**『生きる勇気』（1959），**エリクソン**『自我同一性』（1959），ジュヴェら，レム睡眠（1959），ウェストとダリー，イプロニアジドの抗うつ効果（1959），ヤンセンら，ブチロフェノンの薬理（1959），黒丸正四郎『子供の精神障害』（1959），村野四郎『亡羊記』（1959），グラス『ブリキの太鼓』（1959），**世界精神医学連合（WPA）**設立（1960），**ビンスワンガー**『メランコリーと躁病』（1960），**レイン**『ひき裂かれた自己』（1960）ロンド

ンにキングズリーホール（1965-71），アイゼンク『行動療法と神経症』（1960），キスカー『統合失調症の体験変遷』（1960），レノックス『てんかんと関連疾患』（1960），大橋博司『失語・失行・失認』（1960），ブリテン『チェロソナタ』（1960-61），日本小児神経学会設立（1961），ゴッフマン『アサイラム』（1961），**テレンバッハ**『メランコリー』（1961），オルポート『人格心理学』（1961），**フーコー**『狂気の歴史』（1961），スピッツ『母子関係の成りたち』（1962），ガベル『虚偽意識』（1962），クライトマン『睡眠と覚醒』（1962），クラインら，イミプラミンの精神医学反応（1962），日本臨床心理学会設立（1963），ローレンツ『攻撃』（1963），千谷七郎『漱石の病跡』（1963），シュルツと成瀬悟策『自己催眠』（1963），ヴィスコンティ『山猫』（1963），**エー**『意識』（1963）『幻覚』（1973），日本精神医学ソーシャルワーカー協会設立（1964），カプラン『予防精神医学』（1964），**ペンフィールド**『言語と大脳』（1964），ダールシュトレムら，脳幹のモノアミン（1964），**バーン**『人生ゲーム入門』（1964），モルトマン『希望の神学』（1964），精神衛生法改正（1965），精神障害者家族会（1965，財団法人化1967，解散2007），理学療法士及び作業療法士法（1965），リッツ『精神分裂病と家族』（1965），金子準二『日本精神病学書史』（1965），井伏鱒二『黒い雨』（1965），コッレ『精神医学における人間像』（1965），**ゲシュウィント**『動物とヒトの離断症候群』（1965），日本アルコール医学会設立（1965，日本アルコール・薬物医学会1995，会誌「日本アルコール・薬物医学会誌」），**ラカン**『エクリ』（1966），**神谷美恵子**『生きがいについて』（1966），カンギレム『正常と病理』（1966），カーン『キンベル美術館』（1966-72），**WHO，ICD-8**（1967），クーパー『反精神医学』（1967），アショフら，ヒト概日リズム（1967），コッペン『感情障害の生化学』（1967），**三浦岱栄**『精神医学者の世界』（1967），ベルタランフィ『一般システム理論』（1968），ブルック『何もない空間』（1968），グラツェルとフーバー，内因性若年無力性不全症候群（1968），**内村祐之**『わが歩みし精神医学の道』（1968），加藤周一『羊の歌』（1968），キュブラー・ロス『死ぬ瞬間』（1969），ヤンツ『てんかん』（1969），デルナー『狂人とブルジョアジー』（1969），日本病跡学懇話会設立（1969，日本病跡学会，会誌「日本病跡学雑誌」），タルコフスキー『アンドレイ　ルブリョフ』（1969），ウィングら『施設症と統合失調症』（1970），エランベルジェ『無意識の発見』（1970），ウォルフソン『統合失調症者と言語』（1970），モノー『偶然と必然』（1970），マノーニ『反精神医学と精神分析』（1970），**ウィニコット**『遊ぶことと現実』（1971），ヴィクターら『ウェルニッケ・コルサコフ症候群』（1971），精神薬理談話会設立（1971，日本神経精神薬理学会1985，会誌「日本神経精神薬理学雑誌」），日本脳波・筋電図学会設立（1971，会誌「脳波と筋電図」），いのちの電話（1971），プリゴジン『構造・安定性・ゆらぎ』（1971），本多虔夫『神経病へのアプローチ』（1971），**土居健郎**『「甘え」の構造』（1971），**コフート**『自己の分析』（1971），ロスマン『精神病院の発見』（1971），**ブランケンブルク**『自明性の喪失』（1971），**ハウスフィールド**，頭部CT開発（1971），ガントリップ『対象関係論の展開』（1971），**笠原嘉編**『正視恐怖・体臭恐怖』（1972），内村祐之と吉益脩夫『日本の精神鑑定』（1972），シュピーゲルベルグ『精神医学・心理学と現象学』（1972），ベイトソン『精神の生態学』（1972），ブロイラーM『長期の個人・家族史からみた統合失調症』（1972），マスターソン『青年期境界例の治療』（1972），**臺弘**，履歴現象（1972），吉田禎吾『日本の憑きもの』（1972），吉川幸次郎『西東聞記』（1972），睡眠研究会設立（1973，日本睡眠学会1977），ソルジェニーツィン『収容所群島』（1973-75），荻野恒一『現象学的精神病理学』（1973），**ルリア**『神経心理学の基礎』（1973），シャリー『下垂体制御ホルモン』（1973），遠藤周作『死海のほとり』（1973），カヴァーニ『愛の嵐』（1973），日本行動療法研究会設立（1974，日本行動療法学会1976，会誌「行動療法」），日本脳波学会，脳死判定基準（1974），クラーク『精神医学と社会療法』（1974），小木貞孝『死刑囚と無期囚の心理』（1974），スナイダー『狂気と脳』（1974），ダナーら，ラピッドサイクラー（1974）

1975

WHO, ICD-9（1975）ICD-10（1992），マーラーら『乳幼児の心理的誕生』（1975），国際アムネスティ，ソ連の良心の囚人待遇（1975），大鳥蘭三郎『近世医学史から』（1975），市川浩『精神としての身体』（1975），セリグマン『うつ病の行動学』（1975），**木村敏**『分裂病の現象学』（1975），笠原嘉と木村敏，うつ状態の臨床分類（1975），高田博厚『分水嶺』（1975），キューブリック『バリー　リンドン』（1975），**小阪憲司**ら，びまん性レビー小体病（1976），カーンバーグ『対象関係論とその臨床』（1976），島崎敏樹『人格の病』（1976），**ベック**『認知療法』（1976），マクグラシャン，精神病後抑うつ（1976），アスペルグ，セロトニンうつ病（1976），**シーマン**ら，抗精神病薬用量とドパミン受容体（1976），ドーキンス『利己的な遺伝子』（1976），ラーナー『キリスト教とは何か』（1976），**WPA**, 精神医学の悪用に反対するハワイ宣言（1977），日本失語症学会設立（1977，会誌「失語症研究」，日本高次脳機能障害学会2003），**笠原嘉**『青年期』（1977），**ズビン**ら『脆弱性』（1977），ソコロフら，脳局所グルコース代謝測定（1977），船越桂『聖母子像』（1977），精神病理懇話会設立（1978，日本精神病理・精神療法学会2004，会誌「臨床精神病理」），内観学会設立（1978，内観医学会1999，会誌「内観医学」），日本生物学的精神医学会設立（1978），日本神経心理学会設立（1978，会誌「神経心理学」），日本自律訓練学会設立（1978，会誌「自律訓練研究」），**保崎秀夫**『精神分裂病の概念』（1978），エンディコットら，感情病と統合失調症面接基準（1978），**小此木啓吾**『モラトリアム人間の時代』（1978），有元利夫『花降る日』（1978），サイモン『ギリシャ文明と狂気』（1978），ジェンドリン『フォーカシング』（1978），サイード『オリエンタリズム』（1978），中野孝次『麦熟るる日に』（1978），パウライコフ『人と時間』（1979），コーエン『ホスピス』（1979），サールズ『逆転移』（1979），シフニオス『短期力動精神療法』（1979），タトシアン『精神病の現象学』（1979），ノーノ『弦楽四重奏曲』（1979-80），**アメリカ精神医学会**, DSM-III（1980）DSM-III-R（1987）DSM-IV（1993），**クロウ**, 統合失調症の2型説（1980），小田晋『日本の狂気誌』（1980），渡辺慧『生命と自由』（1980），日本社会精神医学会設立（1981，会誌「日本社会精神医学雑誌」），精神科国際診断基準研究会設立（1981，日本精神科診断学会1991），老年期脳障害研究会設立（1982，日本痴呆学会1988，日本認知症学会2005，会誌「Dementia Japan」），岡田靖雄『私説松沢病院史』（1981），キャロル，メランコリー診断（1981），スピッツァーら『精神医学研究用診断マニュアル』（1981），岩井寛『ヒューマニズムとしての狂気』（1981），デックスら，脳磁図（1982），**プルシナー**, プリオン（1982），**中井久夫**『分裂病と人類』（1982），ケーラー，二重抑うつ（1982），**宮本忠雄**『妄想研究とその周辺』（1982），スペリー，大脳半球の離断（1982），チオンピ『感情論理』（1982），**WPA**, 精神医療の倫理綱領ウィーン宣言（1983），モンタニエら，エイズウイルス（LAV）分離（1983），ガロら，エイズウイルス（HTLV-III）分離（1983），パネンベルク『神学的考察による人間学』（1983），森田療法学会設立（1983），上島国利『躁うつ病の臨床』（1983），スキナー『楽しく見事に年齢をとる法』（1983），**ピショー**『精神医学の20世紀』（1983），コールら『乳幼児精神医学』（1983），シャンジュー『ニューロン人間』（1983），日本集団精神療法学会設立（1984，会誌「集団精神療法」），日本家族研究・家族療法学会設立（1984，会誌「家族療法研究」），日本ストレス学会設立（1984，会誌「ストレス科学」），グレナーら，アミロイドベータ（1984），ローゼンタールら，季節性感情障害（1984），ロビンソンら，卒中後抑うつ（1984），ガンダーソン『境界パーソナリティ障害』（1984），浦河べてるの家（1984），クンデラ『存在の耐えられない軽さ』（1984），宮崎駿『風の谷のナウシカ』（1984），馬越陽子『月に踊る道化』（1984），日本精神衛生学会設立（1985，会誌「こころの健康」），厚生省研究班，脳死判定基準（1985），ガイデュシェックら，硬膜移植によるクロイツフェルト・ヤコブ病（1985），佐々木雄司『宗教から精神衛生へ』（1985），ショーウォーター

『心を病む女たち』(1985)，スターン『乳児の対人世界』(1985)，デイヴィス『統合失調症の維持療法』(1985)，**西園昌久**『精神分析を語る』(1985)，山鳥重『脳からみた心』(1985)，吉松和哉『セネストパチーの研究』(1985)，日本臨床精神腫瘍学会設立(1986，日本サイコオンコロジー学会1989，会誌「日本臨床精神腫瘍学会誌」)，イギリスでウシ海綿状脳症(1986)，マークス『行動精神療法』(1986)，リーパ『女性と狂気』(1986)，クリストフ『悪童日記』(1986)，精神保健法(1987)，松本雅彦『精神病理学とは何だろうか』(1987)，**安永浩**『精神の幾何学』(1987)，南木佳士『ダイヤモンドダスト』(1987)，内沼幸雄『正気の発見』(1987)，エジェランドら，双極感情障害と11番染色体(1987)，影山任佐『フランス慢性妄想病論の成立と展開』(1987)，クロニンジャー，アルコール症の神経遺伝適応メカニズム(1987)，スクワイヤー『記憶と脳』(1987)，日本総合病院精神医学会設立(1988，会誌「総合病院精神医学」)，日本思春期青年期精神医学会設立(1988，会誌「思春期青年期精神医学」)，老年精神医学会設立(1988，会誌「老年精神医学」)，アメリカでフルオキセチン(SSRI)発売(1988)，シャルフェッター『精神病理学総論』(1988)，ギルマン『病気と表象』(1988)，クラインマン『病の語り』(1988)，シェリントンら，統合失調症と5番染色体(1988)，下坂幸三『アノレクシア・ネルヴォーザ論考』(1988)，ヤンツァーリク『精神医学の構造力動的基礎』(1988)，レヴィ・モンタルチーニ『美しき未完成』(1988)，小林忠義『病因論の諸問題』(1988)，藤沢周平『蝉しぐれ』(1988)，日本アルコール医学研究会設立(1989，日本アルコール精神医学会1993)，産業精神保健研究会設立(1989，日本産業精神保健学会1993，会誌「産業精神保健」)，パトナム『多重人格障害』(1989)，タルヴィング『エピソード記憶』(1989)，ドーソン『自閉症』(1989)，山下格『若年周期精神病』(1989)，ヤーロムら『グループサイコセラピー』(1989)，北村薫『空飛ぶ馬』(1989)，ベルリンの壁崩壊(1989)，中安信夫『初期分裂病』(1990)，国連，メンタルヘルスケアの人権原則(1991)，脳死臨調，脳死移植承認(1991)，**ランテリ・ロラ**『幻覚』(1991)，ゴッテスマン『分裂病の起源』(1991)，ゴーテら，家族性アルツハイマー病の原因遺伝子(1991)，島薗安雄『眼とこころ』(1991)，スカル『最も孤独な病』(1991)，国際障害者年推進本部，障害者の十年宣言(1992)，日本神経治療学会設立(1992，会誌「神経治療学」)，ジャブレンスキーら，10カ国の統合失調症発生率(1992)，山上皓『精神分裂病と犯罪』(1992)，リバーマンら『精神障害者の生活技能訓練ガイドブック』(1992)，ナウエン『放蕩息子の帰郷』(1992)，須賀敦子『コルシア書店の仲間たち』(1992)，**八木剛平**『精神分裂病の薬物治療学』(1993)，**臺弘**『誰が風を見たか』(1993)，安藤治『瞑想の精神医学』(1993)，多文化間精神医学会設立(1994，会誌「こころと文化」)，エックルス『自己は脳をどのようにコントロールするか』(1994)，グッド『医療・合理性・経験』(1994)，トリーら，統合失調症の双生児研究(1994)，濱田秀伯『精神症候学』(1994，2版2009)，SST普及協会設立(1995)，日本精神障害者リハビリテーション学会設立(1995，会誌「精神障害とリハビリテーション」)，日本心理劇学会設立(1995)，足立博『においの心理学』(1995)，加藤敏『構造論的精神病理学』(1995)，リーゼンフーバー『内なる生命』(1995)，WPA，精神医療の倫理綱領マドリッド宣言(1996)，日本精神障害者予防研究会設立(1996)，日本デイケア研究会設立(1996，日本デイケア学会1998，会誌「デイケア実践研究」)，日本神経精神医学研究会設立(1996，神経精神医学会1998)，千葉裕美，非定型精神病の転帰(1996)，精神保健福祉法(1997)，精神医学史学会設立(1997，会誌「精神医学史研究」)，日本精神科救急学会設立(1997，会誌「精神科救急」)，馬場存ら，統合失調症の音楽幻聴(1997)，日本認知療法研究会設立(1998，日本認知療法学会2000)，小澤勲『痴呆老人からみた世界』(1998)，小俣和一郎『精神病院の起源』(1998)，河合眞『音楽療法』(1998)，古茶大樹，遅発緊張病(1998)，トムソンら，ヒト胚から幹細胞(ES細胞)(1998)，神庭重信『こころと体の対話』(1999)，マクゴーリ『精神疾患の早期発見・治療』(1999)，森島章仁『アルトーと精神分裂病』(1999)，鹿島晴雄ら『認知リハビリテーション』(1999)

2000

アメリカ精神医学会，DSM-Ⅳ-TR（2000），パリで世界精神医学会50周年記念学会（2000），老年精神医学会認定医制度（2000），日本末梢神経学会設立（2000），小野江正頼ら，考想可視（2000），河本英夫『オートポイエーシス2001』（2000），新宮　成『夢分析』（2000），**荒木淑郎**『やさしい痴呆学』（2000），馬場謙一『精神科臨床と精神療法』（2000）
ヒトゲノム国際事業団，遺伝子DNA塩基配列解析（2001），イギリス，ヒトのクローン研究承認（2001），アメリカ，9.11同時多発テロ（2001），「臨床心理学」誌創刊（2001），高橋たか子『君の中の見知らぬ女』（2001），酒井明夫ら『文化精神医学序説』（2001），**中井久夫**，山口直彦『看護のための精神医学』（2001，2版2004），ミュラ『ブランシュ先生の精神病院』（2001），オゾン『まぼろし』（2001），スミッツ『マゴニア』（2001），テリエ『奇跡認定医が語るルルドの癒しと奇跡』（2001）
横浜でWPA，新障害者プラン（2002），精神分裂病から統合失調症へ呼称変更（2002），国際生物学的精神医学会連盟，不安障害の薬物療法ガイドライン（2002），ヨーロッパ統一通貨ユーロ導入（2002），**八木剛平**，**田辺英**『日本精神病治療史』（2002），新保祐司『国のささやき』（2002），カウリスマキ『過去のない男』（2002），濱田秀伯『精神病理学臨床講義』（2002）
心神喪失者等医療観察法（2003），松下正明ら編『精神医学文献事典』（2003），鈴木茂『人格の臨床精神病理学』（2003），内海健『分裂病の消滅』（2003），島薗進『癒す知の系譜』（2003），**木田元**『闇屋になりそこねた哲学者』（2003），堀江敏幸『雪沼とその周辺』（2003），丸谷才一『輝く日の宮』（2003）
札幌で第100回日本精神神経学会，専門医制度（2004），日本うつ病学会設立（2004），医師研修医制度（2004），ハワンら，ヒト胚ES細胞作成（2004），パイサン・ルイズら，ジムブリッチら，12染色体の家族性パーキンソン病原因遺伝子（2004），尾関祐二ら，異常DISC-1の神経突起阻害（2004），宮川剛ら，カルシニューリン欠乏マウスの記憶・注意・行動異常（2004），西園文『生活しながら治す摂食障害』（2004），森本陽子，統合失調症の視覚表象（2004），アンゲロプレス『エレニの旅』（2004），ウェーバー『真珠の耳飾りの少女』（2004）
日本司法精神医学会設立（2005），個人情報保護法（2005），広沢正孝・郁子編『現代の子どもと強迫性障害』（2005），鈴木國文『トラウマと未来』（2005），活字文化振興法（2005），障害者自立支援法（2005），イシグロ『わたしを離さないで』（2005）
冥王星，矮小惑星に分類変更（2006），日本統合失調症学会設立（2006），退院支援施設（2006），自殺対策基準法（2006），高橋俊彦『病的嫉妬の臨床研究』（2006），イオセリアーニ『ここに幸あり』（2006）
山中伸弥，ヒト人工多能性幹細胞（iPS細胞）作製（2007），志賀勝栄『酵母から考えるパンづくり』（2007），日本スピリチュアルケア学会設立（2007），福田正人『もう少し知りたい統合失調症の薬と脳』（2008），日本園芸療法学会設立（2008），金子晴勇『ヨーロッパ人間学の歴史』（2008）『現代ヨーロッパの人間学』（2010），濱田秀伯，古茶大樹編『メランコリー』（2008），アメリカ初の黒人大統領（2009），松下正明『みんなの精神医学用語辞典』（2009），群馬病院出版会（2010），中東，アフリカの長期政権崩壊（2011），小林聡幸『行為と幻覚』（2001），武井茂樹『よくわかる精神医学の基本としくみ』（2011），東日本3・11大震災（2011），阿部隆明『未熟型うつ病と双極スペクトラム』（2011），**保崎秀夫**『著作集』（2011），世界人口70億人（2011），ジルバーマン『25年目の弦楽四重奏』（2012），DSM-5（2013），濱田秀伯『著作選集ラクリモーサ』（2015），馬場存『音楽に癒され音楽で癒す』（2018），ICD-11（2019），古茶大樹『臨床精神病理学』（2019），covid-19パンデミック（2020）

12冊の本

　今日ではインターネットや映像でさまざまな情報が簡単に得られるが，ものごとを深く考え自分の意見をもつためには，やはり本を読むことをすすめる。ほかの医学分野と異なり，精神医学では時を経ても古くならない本が多いので，少しずつ古典に親しみながら現在を確かめるとよい。

　本を選ぶポイントは2つある。1つは，著者のメッセージが澄んで，輪郭が明瞭なことである。そこに達するまでの道のりを著者と共にたどることは，読む人に独断をいましめ，自ら考える訓練の場をあたえる。もう1つは，手にしたときに感じる品格である。よい本には新旧，大小を問わず，品位の高さがある。

1．ヤスパース（西丸四方訳）：精神病理学原論。みすず書房，1971
　1913年に出版された『精神病理学総論』の初版訳で，一時期世界をリードしたドイツ精神医学の高峰である。5版訳（全3巻，岩波書店，1953-56）より，すっきりして読みやすい。あたりまえに見えること，見逃していたことを根本的なところから説き起こし，精神医学の流れを変えるほどのインパクトがあった。

2．シュナイダー（西丸四方訳）：臨床精神病理学序説。みすず書房，1977
　代表作『臨床精神病理学』をさらに煮詰めた『一般医のための精神医学講義』2版（1936）の訳である。読みやすい小さな本にもかかわらず，訳者は精神医学のアルファでありオメガでもあると評した。同感である。

3．保崎秀夫：精神分裂病の概念。保崎秀夫著作集Ⅰ，群馬病院出版会，2011
　統合失調症の概念を述べた世界最小の本である。たいていは得意なところに筆が走りすぎ，逆に苦手なところはあれこれ盛りこみすぎてしまうから，これほど簡潔にまとめることはなかなかできない。著作集に編纂された「心の病気とは何か」もあわせてすすめる。

4．コンラート（山口直彦ら訳）：分裂病のはじまり。岩崎学術出版社，1994
　統合失調症の病態生理を，自然科学でも力動解釈でもなく患者の体験をもとに論じた。関連系，場，乗り越え，エネルギー ポテンシャルなどのキイワードは今日なお新鮮である。旧訳（吉永五郎訳，医学書院，1973）にはゲシュタルト分析の解説が，新訳には中井久夫によるシュープのチャートとドイツ国防軍の記載が付与されている。

5．ランテリ・ロラ（田中寛郷ら訳）：幻覚。西村書店，1999
　幻覚を知ることは精神病を，精神医学を知ることである。フランスには独自の精神医学があるのに体系的な本は少ない。この本からは，ドイツとは一味異なるフランス精神医学の流れ，考えかた，雰囲気が伝わってくる。

6．上島国利：躁うつ病の臨床。金剛出版，1983
　感情（気分）障害には基礎的なよい本が少ない。ラピッド サイクラーやSSRIの登場する前の本であるが，臨床と生物学のバランスがとれている。今はやりのものにすぐ飛びつかず，こうした本から入ることをすすめる。

7．西園昌久：精神分析を語る。岩崎学術出版社，1985
　精神分析を知るための1冊。ラジオ大学講座のテキストをもとにしているので，無意識からこころ全体の理解へと発展をとげた学問の経緯と，複雑な分派の関連が整理されてつかみやすい。

8．荒木淑郎：やさしい痴呆学。金芳堂，2000
　健やかに老いるために知っておくべきことが，さまざまな角度から書かれてあり，全般的な知識を得ることができる。著者は神経内科医で，精神科医とはまたちがう丁寧な目配りがある。

9．中井久夫：精神科治療の覚書。日本評論社，1992
　雑誌に連載された治療経験をまとめたもので，著者独特のセンスに満ちている。悪化と回復のせめぎあう急性精神病に，時をあやまたず出処進退を決する名将の冴えた指揮をみる思いがする。

10．八木剛平，田辺　英：精神病治療の開発思想史―ネオヒポクラティズムの系譜。星和書店，1999
　病気の原因探しにおわれて迷い込んだ近代医学の袋小路に，侵襲学と自然治癒の理念から視点の転換をうながす啓蒙の書である。社会を声高に告発，批判するのではなく，病気に苦しむ患者によりそうヒューマニズムの書でもある。

11．神谷美恵子：生きがいについて。みすず書房，1966
　本書に導かれて精神医学を志した人は少なくない。医学をこえて人間の深みに達した本で，装いを新たに何回も再版された。わが国に彼女のような存在をもちえたことを，同じ学問に身をおくものとして誇りに思う。

12．木田　元：闇屋になりそこねた哲学者。晶文社，2003，ちくま文庫
　精神医学とは無関係な哲学者の自伝だが番外として挙げる。著者は20歳でハイデガーに出会い，『存在と時間』を読むために勉強をはじめ，曲折をへて実に35年後に目的を果たす。人生における青春彷徨，人や書物との邂逅，学問とはこうありたい。

初版あとがき

> 君看雙眼色
> 不語似無憂
> 　　良寛

　本書は精神医学を専門としない人たちに向けた一般教養の教科書である。すなわち，他科の医師，研修医，看護師，臨床心理士，コ・メディカル スタッフ，文科系の学生などに，精神医学のエッセンス，本質部分を知っていただくことを目的に書かれた。

　大学から教養科目が減り，細分化された専門科目と就職に役立つ知識ばかりが目につくようになった。本来，一般教養（リベラル アーツあるいはビルドゥング）とは，日々の生活の糧ではなく，世代をこえて文化を継承し，個人を育み人間性を高める糧となるべき学問である。その基底には，効率や均質化とは対極の多様性がある。人間は教養がなくても，食べて眠り，仕事をこなし，生きていくことはできるが，それだけでは満たされない。

　教養学の対象として精神医学がふさわしいのは，この学問が史学や哲学などと同じく，そのうちに次元の異なる人間の営みすべてを含むからである。すなわち，必然と自由，破壊と創造，世俗と神秘，目に見えるものと見えないもの，言葉に表せるものと表せないものなどであり，これらは互いに対立，矛盾しながら人の精神活動を形成し，さまざまに異なる解釈を可能にする。

　本書はつとめて読み易さをこころがけたが，一般書ではなく学術書であるから，特定の立場にかたよらず，古い記述から最近の進歩まで全体のバランスに目を配った。また実践書ではなく教養書であるから，試験準備や診療マニュアルではなく，ただちには役に立たないことがら，歴史記述などに特徴をもたせてある。

　本書の上梓にあたり，いつもながら弘文堂の浦辻さんのお手をわずらわせた。読者が，こころの病を深く考える機会を得て，自ら生きるヒントをみつけていただければ幸いである。

　2005年　初夏

濱田　秀伯

和文事項索引

欧 文 索 引

人 名 索 引

濱田 秀伯（はまだ・ひでみち）

東京都出身。1972年慶応義塾大学医学部卒業。医学博士。79〜83年フランス政府給費留学生としてパリ大学付属サンタンヌ病院へ留学。帰国後，慶応義塾大学医学部精神神経科学教室専任講師，准教授，客員教授，群馬病院長を歴任。現在は六番町メンタルクリニック精神療法センター長。日本精神医学史学会理事長。専門は臨床精神医学，精神病理学，フランスの妄想研究。キリスト教人間学。

［著書］『精神症候学 第2版』（弘文堂，2009），『著作選集ラクリモーサ』（弘文堂，2015），『精神病理学 臨床講義 第2版』（弘文堂，2017），ほか。

［訳書］ランテリ-ロラ『幻覚』（西村書店，1999），ジョルジェ『狂気論』（弘文堂，2014），セリュー，カプグラ『理性狂』（弘文堂，2018），香川修庵『一本堂行余医言』（創元社，2019）ほか。

精神医学エッセンス［第2版補正版］

2005（平成17）年7月15日	初版1刷発行	
2008（平成20）年12月31日	同 3刷発行	
2011（平成23）年11月30日	第2版1刷発行	
2020（令和2）年8月30日	第2版補正版1刷発行	

著 者	濱田 秀伯	
発行者	鯉渕 友南	
発行所	株式会社 弘文堂	101-0062 東京都千代田区神田駿河台1の7 TEL 03(3294)4801　振替 00120-6-53909 https://www.koubundou.co.jp
印 刷	港北出版印刷	
製 本	井上製本所	

ISBN978-4-335-65190-8